绝密★启用前

考生姓名	
考生编号	

国家执业药师资格考试最后密押5套卷

药学综合知识与技能试卷(1)

9787568030144
U0856116

考生注意事项

1. 考生必须严格遵守各项考场规则。
(1)**在考试开考15分钟后不得入场。**
(2)交卷出场时间不得早于考试结束前30分钟。
(3)交卷结束后,不得再进考场续考,也不得在考场附近逗留或交谈。
2. 答题前,考生须在答题卡上填写考生姓名、报考单位和考生编号,同时涂写考试科目和考生编号的信息点。
3. 答案必须按要求涂写在指定的答题卡上,写在其他地方无效。
(1)填涂部分应该按照答题卡上的要求用2B铅笔完成,若要改动,必须用橡皮擦干净。
(2)书写部分必须用(蓝)黑色字迹钢笔、圆珠笔或签字笔在答题卡上作答。字迹要清楚。
4. **考试结束后,将答题卡装入原试卷袋中,试卷交给监考人员。**

药学综合知识与技能试卷(1)

一、最佳选择题(每题1分,共40题。每题的备选项中,只有1个最符合题意。)

1. 关于处方的说法,正确的是
   A. 由医务人员开具,药师调配,作为患者用药凭证的医疗文书
   B. 由执业药师开具,药师调配,作为患者用药凭证的医疗文书
   C. 由注册医师开具,药师调配,作为患者用药凭证的医疗文书
   D. 由实习医师开具,药师调配,作为患者用药凭证的医疗文书
   E. 由注册医师开具,护士调配,作为患者用药凭证的医疗文书
2. 某些头孢菌素可以竞争结合 γ-谷氨酸羟化酶,抑制肠道正常菌群,导致出现
   A. 凝血功能障碍　B. 排异功能障碍　C. 造血功能障碍
   D. 免疫功能障碍　E. 勃起功能障碍
3. 与头孢曲松钠注射液混合可产生肉眼难以观测到的白色细微沉淀的注射液是
   A. 氯化钠注射液　B. 葡萄糖注射液　C. 葡萄糖氯化钠注射液
   D. 乳酸钠林格注射液　E. 氯化钾注射液
4. 下列属于三级信息源的是
   A.《中国国家处方集》　B.《中国医院药学杂志》　C.《中国药学杂志》
   D.《中国执业药师杂志》　E.《中国药学会年会论文集》
5. 配制1%盐酸地卡因注射液100mL等渗溶液,需加入氯化钠的量为(已知1%盐酸地卡因的冰点下降值为0.109)
   A. 0.24 g　B. 0.71 g　C. 0.58 g
   D. 0.49 g　E. 0.35 g
6. 患者,女,35岁,在不知怀孕的情况下服用诺氟沙星胶囊,经询问,获知其服用时间距末次月经时间是20天,该用药行为对胎儿可能造成的影响是
   A. 骨骼发育异常　B. 流产或发育成正常胚胎　C. 牙齿色素沉着
   D. 腭裂　E. 耳聋
7. 2012年"阿糖胞苷儿科事件"是电子处方将阿糖腺苷(抗病毒药)错误输入为音似药品阿糖胞苷(抗肿瘤药)导致严重后果的案例,体现了药物警戒的作用包括
   A. 发现药品质量问题
   B. 药品上市前风险评估
   C. 药品上市后风险评估
   D. 发现与规避假、劣药流入市场
   E. 发现药品使用环节的用药差错
8. 儿科用药中,最方便、最安全、最经济的给药途径是
   A. 口服给药　B. 静脉注射　C. 静脉滴注

D. 肌内注射　　E. 直肠给药

9. 患者,男,29 岁,临床诊断为急性上呼吸道感染,有青霉素过敏史,开始选用头孢哌酮,皮试结果呈阳性,后改用左氧氟沙星等治疗效果也不好,请药师确定应该选用的药物是

A. 头孢曲松　　B. 头孢氨苄　　C. 磺胺嘧啶

D. 美洛沙星　　E. 哌拉西林

10. 下列药品中,新生儿局部应用过多可能导致中毒的是

A. 硼酸　　B. 炉甘石　　C. 氧化锌

D. 滑石粉　　E. 甘油溶液

11. 下列药物中,服用后在乳汁中分泌较多的是

A. 青霉素 G　　B. 头孢呋辛　　C. 华法林

D. 地西泮　　E. 氨苄西林

12. 患者,男,70 岁,2 周前因缺血性脑卒中入院治疗,经积极治疗,病情显著缓解后出院,目前无其他伴随疾病,为进行心脑血管事件的二级预防,应首选的药物是

A. 肝素　　B. 氯吡格雷　　C. 阿司匹林

D. 利伐沙班　　E. 噻氯匹定

13. 血常规检查结果:嗜酸性粒细胞计数升高,请药师确定不会出现的疾病是

A. 荨麻疹　　B. 药物性皮疹　　C. 支气管哮喘

D. 严重烧伤　　E. 湿疹

14. 尿常规检查结果:尿沉渣为脂肪醇结晶,最可能诊断为

A. 痛风　　B. 慢性肾病　　C. 严重肝病

D. 慢性肾盂肾炎　　E. 黄疸

15. 成年人空腹血糖正常值范围是

A. 3.9 ~ 7.2 mmol/L(70 ~ 130 mg/dL)

B. 3.9 ~ 8.3 mmol/L(70 ~ 150 mg/dL)

C. 3.9 ~ 7.0 mmol/L(70 ~ 126 mg/dL)

D. 3.5 ~ 5.5 mmol/L(60 ~ 100 mg/dL)

E. 3.9 ~ 6.1 mmol/L(70 ~ 110 mg/dL)

16. INR 测定主要用于维生素 K 拮抗剂(如华法林)抗凝效果的监测,正常参考值为

A. 0.8 ~ 1.5　　B. 0.8 ~ 1.0　　C. 0.4 ~ 1.2

D. 0.2 ~ 1.2　　E. 2 ~ 4

17. 患儿,男,7 岁,最近发热高达 39.8 ℃,可作为首选的药品是

A. 美洛昔康　　B. 尼美舒利　　C. 对乙酰氨基酚

D. 塞来昔布　　E. 依托考昔

18. 李女士来医院就诊,主诉最近服用糖皮质激素和另外一种药物,检查结果:跟腱断裂,请药师确认可能应用的药品是

A. 加替沙星　　B. 培氟沙星　　C. 氟西汀

D. 吗氯贝胺　　E. 左氧氟沙星

19. 药物的临床试验分为四期，Ⅱ期临床试验是对治疗作用的初步评价，多发病应该不少于

A. 800 例　　B. 600 例　　C. 500 例

D. 400 例　　E. 300 例

20. 患者，男，25 岁，因急性腹泻就诊，检查结果为大肠杆菌感染，应首选的非处方药是

A. 胰酶　　B. 碳酸氢钠　　C. 双八面体蒙脱石

D. 黄连素　　E. 复方嗜酸乳杆菌片

21. 某患者，男，68 岁，既往有高血压、双侧肾动脉狭窄、支气管哮喘，因水肿复诊。体征和实验室检查：血压 172/96 mmHg，尿蛋白大于 2 g/24 h（正常值 < 150 mg/24 h），血尿酸 416 μmol/L（正常值 180 ~ 440 μmol/L），血钾 6.1 mmol/L（正常值 3.5 ~ 5.5 mmol/L）。在已经服用氨氯地平的基础上，应考虑联合应用的抗高血压药是

A. 螺内酯　　B. 依那普利　　C. 卡托普利

D. 呋塞米　　E. 普萘洛尔

22. 药源性疾病是由药物诱发的疾病，可引起再生障碍性贫血、溶血性贫血和粒细胞减少症的药物是

A. 磺胺类　　B. 甲氨蝶呤　　C. 氨基糖苷类

D. 利福平　　E. 甲氧氯普胺

23. 5 - 羟色胺再摄取抑制剂若与单胺氧化酶抑制剂同服，可能出现 5 - 羟色胺综合征，严重者可致死亡。二者交替使用的时间间隔应不少于

A. 2 日　　B. 4 日　　C. 7 日

D. 10 日　　E. 14 日

24. 发热的判断标准是指人体昼夜体温波动超过 1 ℃，腋下温度超过

A. 36.7 ℃　　B. 37.0 ℃　　C. 37.3 ℃

D. 37.6 ℃　　E. 37.9 ℃

25. 关于非甾体抗炎药合理用药原则的说法，正确的是

A. 解除平滑肌痉挛性疼痛可首选非甾体抗炎药

B. 非甾体抗炎药可替代抗感染治疗

C. 治疗未明原因的疼痛可立即应用非甾体抗炎药

D. 非甾体抗炎药可用于治疗骨关节炎

E. 可以同时应用两种以上的解热镇痛药

26. 阿司匹林用于心脑血管不良事件二级预防的最佳剂量是

A. 50 mg/d　　B. 75 ~ 150 mg/d　　C. 300 mg/d

D. 500 mg/d　　E. 1500 mg/d

27. 需要进行治疗药物监测的情况是

A. 应用头孢拉定治疗扁桃体炎

B. 应用氨氯地平治疗高血压

C. 应用地高辛治疗心力衰竭

D. 应用格列吡嗪治疗糖尿病

E. 应用对乙酰氨基酚治疗发热

28. 与青年人相比,老年人应用后敏感性增高且易引起“晨起跌倒”的药物是

A. 美洛西林　B. 地西泮　C. 沙美特罗

D. 克伦特罗　E. 罗红霉素

29. 阿尔茨海默病患者应避免使用的药物是

A. 美金刚　B. 卡巴拉汀　C. 颠茄

D. 多奈哌齐　E. 加兰他敏

30. 具有镇静和减慢心率作用,射击运动员参赛时禁用的药品是

A. 生长激素　B. 呋塞米　C. 麻黄碱

D. 普萘洛尔　E. 甲睾酮

31. 能够帮助透析患者合成红细胞,宜在两餐中间口服的药物是

A. 磷结合剂　B. 维生素 D　C. 铁剂

D. 维生素 B　E. 促红素

32. 下列药物中,可导致婴幼儿良性颅压增高、囟门隆起的是

A. 维生素 C　B. 维生素 B　C. 维生素 A

D. 维生素 B_{12}　E. 维生素 K

33. 下列药品中,实行批签发管理制度的是

A. 胰岛素注射液　B. 乙型肝炎病毒疫苗　C. 双歧三联活菌制剂

D. 高锰酸钾粉　E. 氯化钾注射液

34. 患者,女,48 岁,患有胃食管反流病,服用兰索拉唑治疗,近期诊断为高血压,血压 160/90 mmHg,为了避免加重食管反流症状,应避免使用的降压药是

A. 吲达帕胺　B. 哌唑嗪　C. 卡托普利

D. 氯沙坦　E. 硝苯地平

35. 某药品的生产批号为 150031,生产日期为 2015 年 5 月 1 日,有效期为 1 年,其有效期可以标注为

A. 有效期至 2016/31/04

B. 有效期至 2016 年 04 月

C. 有效期至 2016 年 05 月

D. 有效期至 2016 年 05 月

E. 有效期至 2016 年 4 月 31 日

36. 患者,女,55 岁,诊断为类风湿性关节炎,既往有十二指肠溃疡病史。医生给予甲氨蝶呤 + 柳氮磺吡啶治疗,甲氨蝶呤的用法用量正确的是

A. 7.5 mg qd　B. 7.5 mg tid　C. 7.5 mg qod

D. 7.5 mg qw　E. 7.5 mg qm

37. 患者,女,57 岁,高血压病史 20 年,伴慢性心功能不全,给予地高辛每日维持量治疗,突然出现窦性心动过缓,宜选用的治疗药物是

A. 肾上腺素　B. 阿托品　C. 维拉帕米

D. 普萘洛尔　　E. 奎尼丁

38. 临床常用的可经脑脊液途径给药的药物是

A. 甲氨蝶呤　　B. 环磷酰胺　　C. 顺铂

D. 紫杉醇　　E. 长春新碱

39. 下列药物中，用于紧急避孕的药物是

A. 左炔诺孕酮　　B. 黄体酮　　C. 甲睾酮

D. 罗格列酮　　E. 丁螺环酮

40. 乙酰胺可以用于解救

A. 有机氟农药中毒　　B. 有机磷农药中毒　　C. 有机硫农药中毒

D. 灭鼠药中毒　　E. 有机氯农药中毒

二、配伍选择题(共 50 题，每题 1 分，题目分为若干组，每组题对应同一组备选项，备选项可重复选用，也可不用。每题只有 1 个备选项最符合题意。)

[41 - 43]

A. im.　　B. i. h.　　C. iv.

D. iv. gtt.　　E. po.

41. 口服给药的外文缩写是

42. 肌内注射给药的外文缩写是

43. 静脉滴注给药的外文缩写是

[44 - 46]

A. 淡黄色　　B. 淡绿色　　C. 淡红色

D. 淡蓝色　　E. 白色

44. 第二类精神药品处方用纸颜色是

45. 急诊处方印刷用纸颜色是

46. 麻醉药品和第一类精神药品处方用纸颜色是

[47 - 48]

A. 促甲状腺素　　B. 绒促性素　　C. 破伤风人免疫球蛋白

D. 结合雌激素　　E. 重组人促红素

47. 在运输中应冷库贮存并避免冻结的药品是

48. 在运输中应冷库贮存并避免冻结，同时避免振荡的药品是

[49 - 50]

A. CYP3A4 抑制剂　　B. CYP3A4 诱导剂　　C. CYP2C19 底物药物

D. CYP1A2 底物药物　　E. CYP2D6 抑制剂

49. 红霉素属于

50. 利福平属于

[51 - 53]

A. 清晨　　B. 餐前　　C. 餐中

D. 餐后　　E. 睡前

51. 糖皮质激素的适宜给药时间是
52. 促胃肠动力药的适宜给药时间是
53. α - 糖苷酶抑制剂的适宜给药时间是

[54 - 55]

A. 苯丙哌林　　B. 右美沙芬　　C. 喷托维林
D. 氨溴索　　E. 羧甲司坦

54. 以刺激性干咳或阵咳症状为主者首选
55. 对感冒所伴随的咳嗽常选用

[56 - 58]

A. 成本 - 效益分析　　B. 成本 - 效果分析　　C. 最小成本分析
D. 成本 - 效用分析　　E. 荟萃分析

56. 将药物治疗成本和所产生的效益归化为以货币为单位的数字,进行药物经济学评价,这一评价方法属于
57. 以延长患者生命时间为指标开展的药物经济学评价方法属于
58. 以质量调整生命年或者质量调整预期寿命为指标开展的药物经济学评价方法属于

[59 - 61]

A. 血红蛋白减少　　B. 中性粒细胞增多　　C. 嗜酸性粒细胞增多
D. 血小板数增多　　E. 淋巴细胞增多

59. 贫血患者常出现
60. 水痘患者常出现
61. 荨麻疹患者常出现

[62 - 63]

A. 减轻鼻黏膜充血　　B. 退热缓解疼痛　　C. 对抗病毒复制
D. 改善体液循环　　E. 减少打喷嚏或鼻溢液

62. 在抗感冒药中,含有伪麻黄碱成分复方制剂的应用目的是
63. 在抗感冒药中,含有氯苯那敏成分复方制剂的应用目的是

[64 - 65]

A. 硫酸锌　　B. 磺胺醋酰钠　　C. 酞丁安
D. 可的松　　E. 酮康唑

64. 在治疗沙眼的非处方药中,具有阻止细菌合成叶酸作用的药品是
65. 在治疗沙眼的非处方药中,具有沉淀蛋白质和收敛作用的药品是

[66 - 68]

A. 过氧苯甲酰凝胶
B. 替硝唑片剂
C. 维胺酯胶囊
D. 红霉素 - 过氧苯甲酰凝胶
E. 维 A 酸乳膏剂

66. 对皮脂腺分泌过多的寻常痤疮者可以选用的药品是
67. 对囊肿型寻常痤疮者可以选用的药品是
68. 对中、重度痤疮合并细菌感染显著者可以选用的药品是

[69－71]

A. 左旋咪唑　　B. 西地碘含片　　C. 甲硝唑粘贴片
D. 氯己定含漱剂　　E. 地塞米松粘贴片

69. 长期应用可引起念珠菌感染的是
70. 频繁应用可使局部组织萎缩的是
71. 长期应用可引起味觉失调的是

[72－74]

A. 华法林　　B. 氯霉素　　C. 卡托普利
D. 左氧氟沙星　　E. 地西泮

72. 妊娠后期使用，可导致胎儿严重出血，甚至死胎的药品是
73. 脂溶性较强，可分布到乳汁中，哺乳期妇女应避免使用的药品是
74. 可引起新生儿关节痛、关节肿胀及软骨损害，影响骨骼发育，不宜应用的药品是

[75－77]

A. 肯定　　B. 很可能　　C. 可能
D. 可能无关　　E. 无法评价

药品不良反应（ADR）的机制和影响因素错综复杂，遇到可疑 ADR 时，需要进行因果关系评价。

75. 患者，男，32 岁，因细菌性扁桃体炎口服阿莫西林胶囊，出现全身瘙痒，立即停药，无特殊治疗，患者症状逐渐好转，未再给予阿莫西林胶囊治疗。该 ADR 的因果关系评价结果是
76. 患者，男，45 岁，因慢性乙型肝炎给予干扰素治疗，治疗 1 个月后，患者出现脱发，停用干扰素后，脱发症状好转，再次给予干扰素治疗，患者再次出现脱发。该 ADR 的因果关系评价结果是
77. 患者，男，43 岁，因社区获得性肺炎入院，入院时 9 月 8 日查血常规提示：血小板（PLT）$88\times10^9/L$，9 月 20 日查血常规提示：血小板（PLT）$92\times10^9/L$，患者既往血常规情况不详。该患者血小板减少与左氧氟沙星的因果关系评价结果是

[78－80]

A. 赖脯胰岛素　　B. 甘精胰岛素　　C. 普通胰岛素
D. 精蛋白锌胰岛素　　E. 低精蛋白锌胰岛素

78. 属于超短效胰岛素的是
79. 属于长效胰岛素的是
80. 属于中效胰岛素的是

[81－82]

A. 维拉帕米　　B. 氢氯噻嗪　　C. 多沙唑嗪
D. 卡托普利　　E. 硝酸甘油

81. 痛风者不宜用

82. 双侧肾动脉狭窄的高血压患者不宜用

[83－84]

A. 多索茶碱注射液　B. 布地奈德混悬液　C. 孟鲁司特钠咀嚼片

D. 沙丁胺醇气雾剂　E. 异丙托溴铵气雾剂

患者，男，48岁，患有青光眼3年。近日因支气管哮喘急性发作，给予舒张支气管、抗炎等治疗

83. 该患者应慎用的药物是

84. 应告知该患者用药后需漱口的药物是

[85－86]

A. 卡马西平　B. 利培酮　C. 氯苯那敏

D. 吲哚美辛　E. 对乙酰氨基酚

85. 可引起嗜睡和反应力降低而影响驾驶安全的抗组胺药是

86. 可引起视物模糊、耳鸣、色视的非甾体抗炎药是

[87－88]

A. 地高辛　B. 卡托普利　C. 哌唑嗪

D. 氨氯地平　E. 辛伐他汀

87. 过量应用引起严重心脏毒性的药物是

88. 在应用时，要定期监测谷丙氨酸氨基转移酶(ALT)、天门冬氨酸氨基转移酶(AST)和肌酸激酶(CK)的药物是

[89－90]

A. 胶囊剂　B. 片剂　C. 注射剂

D. 散剂　E. 糖浆剂

89. 质量检查时除一般检查项目外，还需检查药品包装是否严密，药液澄明度是否好，色泽是否均匀，有无变色、沉淀、混浊、结晶、霉变等现象的剂型是

90. 质量检查时除一般检查项目外，还需检查药品有无发霉、发酵、异常酸败气味的剂型是

三、综合分析题(共20题，每题1分，题目分为若干组，每组题目基于同一临床情景、病例、实例或者案例的背景信息逐题展开，每题的备选项中，只有1个最符合题意。)

[91－92]

某患者，男，65岁，高血压病史5年，先后服用硝苯地平片和硝苯地平控释片控制血压，近日曾饮酒和饮用多种饮料，出现血压波动的情况，到医院就诊。

91. 关于硝苯地平控释片的特点，说法正确的是

A. 控释片不宜嚼碎服用，不然会导致低血压

B. 控释片可以固定时间替换服用

C. 控释片一般一日三次给药，与普通片给药次数相同

D. 控释片比普通片剂起效快，作用持续时间长

E. 控释片比普通片剂起效慢，血浆峰浓度高

92. 患者服用硝苯地平后，下列可能会导致血浆浓度升高的生活行为是

A. 饮酒　　B. 喝茶　　C. 喝咖啡

D. 吸烟　　E. 饮用葡萄柚汁

[93－94]

患者，女，5岁，体重25 kg，两天前受凉后发热，最高体温38.9 ℃。并伴鼻塞、咳嗽、喷嚏、流鼻涕等感冒症状，家长到药店购买酚麻美敏口服溶液、小儿氨酚黄那敏颗粒、对乙酰氨基酚混悬滴剂和盐酸麻黄碱滴鼻剂。

93. 关于本病例患者的用药教育，错误的是

A. 酚麻美敏口服液与对乙酰氨基酚混悬滴剂都含有对乙酰氨基酚，应避免重复用药

B. 酚麻美敏口服液与盐酸麻黄碱滴鼻液含有相同成分，应避免重复用药

C. 酚麻美敏口服液与小儿氨酚黄那敏颗粒含有相同成分氯苯那敏，应避免重复用药

D. 酚麻美敏口服液与小儿氨酚黄那敏颗粒含有相同成分对乙酰氨基酚，应避免重复用药

E. 小儿氨酚黄那敏颗粒与对乙酰氨基酚混悬滴剂含有相同成分，应避免重复用药

94. 药师应向家属做用药交代，儿童应用对乙酰氨基酚混悬滴剂的注意事项是

A. 每天用药最多不应超过6次，用药不超过3天

B. 每天用药最多不应超过5次，用药不超过3天

C. 每天用药最多不应超过4次，用药不超过3天

D. 每天用药最多不应超过3次，用药不超过7天

E. 每天用药最多不应超过2次，用药不超过7天

[95－96]

患者，女，28岁，妊娠27周，头晕3天。入院查体：血压160/100 mmHg，诊断为妊娠高血压。

95. 该患者降压治疗应首选的药物是

A. 福辛普利　　B. 卡托普利　　C. 缬沙坦

D. 拉贝洛尔　　E. 特拉唑嗪

96. 患者出现先兆子痫，急救时首选的药物是

A. 硫酸镁注射液　　B. 甲氧氯普胺注射液　　C. 葡萄糖酸钙注射液

D. 尼莫地平注射液　　E. 乌拉地尔注射液

[97－99]

患者，女，57岁，因头晕2个月来就诊。患者于2月前出现头晕，伴头胀、心慌、乏力。既往有糖尿病病史5年，平时口服二甲双胍等药物，血糖控制尚可。体检：血压为170/105 mmHg，心肺（－）。

97. 该患者应首选的治疗药物是

A. 硝苯地平　　B. 卡托普利　　C. 氢氯噻嗪

D. 普萘洛尔　　E. 哌唑嗪

98. 该药物属于

A. 血管紧张素转换酶抑制剂（ACEI）

B. 血管紧张素Ⅱ受体拮抗剂（ARB）

C. 钙通道阻滞剂(CCB)

D. β 受体阻断剂

E. α 受体阻断剂

99. 关于本病例合理用药指导意见的说法,错误的是

A. 不必控制体重　　B. 限盐摄入　　C. 补充钾盐

D. 减少脂肪摄入　　E. 戒烟少酒、适量运动

[100 - 102]

患者,男,53 岁。因活动后胸痛 6 个月就诊。患者半年来活动或情绪激动时出现心前区压迫感,持续约 5 分钟,经休息或含化硝酸甘油后缓解。在某医院查运动平板试验阳性。两年前体检发现高血压、高血脂。吸烟 20 多年。血压:158/90 mmHg,心肺(-),双下肢不肿。生化检查:ALT 72.1 U/L,AST 41.7 U/L,总胆固醇 4.7 mmol/L(参考范围 <5.2 mmol/L),甘油三酯 4.81 mmol/L(参考范围 0.56 ~ 1.70 mmol/L),高密度脂蛋白胆固醇 0.73 mmol/L(参考范围 1.2 ~ 1.65 mmol/L),低密度脂蛋白胆固醇 2.43 mmol/L(参考范围 2.1 ~ 3.1 mmol/L),结合心电图和冠脉造影检查,诊断为稳定性心绞痛。

100. 该患者应选择的联合用药方案是

A. 阿司匹林 + ACEI + β 受体阻断剂 + 他汀类 + 硝酸酯类

B. 阿司匹林 + ARB + ACEI + 他汀类 + 硝酸酯类

C. 阿司匹林 + ACEI + β 受体阻断剂 + 他汀类 + + CCB

D. 阿司匹林 + ACEI + 他汀类 + + 硝酸酯类 + CCB

E. 阿司匹林 + ARB + 他汀类 + 硝酸酯类 + CCB

101. 如没有用药禁忌证,欲服用阿司匹林作为二级预防,最佳剂量范围是

A. 25 ~ 50 mg/d　　B. 25 ~ 75 mg/d　　C. 75 ~ 150 mg/d

D. 150 ~ 300 mg/d　　E. 300 ~ 500 mg/d

102. 关于用药注意事项与患者教育,说法错误的是

A. 调整生活方式

B. 定期监测血压、血脂和血糖等危险因素

C. 已有冠心病者还应预防再次梗死和其他心血管事件属一级预防

D. 一旦怀疑急性冠心病发作,立即嚼服阿司匹林或舌下用硝酸酯类

E. 首次使用抗血小板聚集药物及抗凝药时应密切监测出血症状,如大便潜血等

[103 - 106]

患儿,男,3 岁半,身高 95 cm,体重 16 kg。一天前开始发热,20 h 左右出现腹泻,约 3 h 一次大便,量少,黄色黏液便,呕吐 1 次。检查结果:体温 38.8 ℃,脉搏 118 次/分,呼吸 28 次/分,出现轻微脱水症状,白细胞计数 $18.5 \times 10^9/L$(参考值 $4.0 \times 10^9/L \sim 10.0 \times 10^9/L$),粪便镜检可见红、白细胞。

103. 根据临床表现及实验室检查结果,该患儿诊断为

A. 动力性腹泻　　B. 消化不良性腹泻　　C. 感染性腹泻

D. 分泌性腹泻　　E. 出血坏死性腹泻

104. 在治疗过程中，不能应用的药物是

A. 小檗碱　　B. 洛哌丁胺　　C. 药用炭

D. 鞣酸蛋白　　E. 口服补液盐

105. 关于用药注意事项的说法，错误的是

A. 药用炭可以吸附细菌和毒素，可与抗生素同时服用

B. 腹泻可致电解质丢失，故需特别注意补充

C. 小檗碱和鞣酸蛋白不宜同时服用

D. 首选口服补液，必要时静脉补液

E. 适时使用微生态制剂

106. 关于患儿腹泻家庭用药教育的说法，错误的是

A. 每次腹泻后均要少量多次喝水，直至腹泻停止

B. 若患者腹泻加重，可口服自制补液盐进行补液

C. 若症状不能改善，可及时加用诺氟沙星

D. 应给予少量、多次、清淡饮食

E. 若患儿出现粪便带血等症状，必须及时就医

[107－108]

患者，男，45 岁，因无痛性肉眼血尿 6 个月来就诊。患者于 6 个月前无意中发现排尿全程尿色发深，呈酱油色，无腰痛、尿频、排尿困难，排尿后尿不尽，结合尿常规检查，诊断为良性前列腺增生(BPH)。

107. 起效缓慢，见效时间为 3～6 个月，对前列腺增生症状严重者、尿流率严重减慢者、残余尿量较多者不宜选用的 5α 还原酶抑制剂是

A. 非那雄胺　　B. 度他雄胺　　C. 奥昔布宁

D. 特拉唑嗪　　E. 坦索罗辛

108. 治疗 BPH 的药物中，特拉唑嗪的主要不良反应是

A. 干咳　　B. 性功能减退　　C. 口干、尿潴留

D. 直立性低血压　　E. 肌病

[109－110]

患者，女，58 岁，既往无心脏病、高血压、糖尿病病史及手术史。体检：身高 160 cm，体重 70 kg。实验室检查：空腹血糖 8.7 mmol/L，白细胞 8.0×10^9/L(参考值 $4.0\sim10.0\times10^9$/L)，红细胞 4.0×10^{12}/L(参考值 $3.5\sim5.0\times10^{12}$/L)，总胆固醇 6.0 mmol/L(参考值 <5.2 mmol/L)。经饮食控制、规律锻炼，血糖仍未达到理想水平。

109. 该患者糖尿病治疗，应首选的药物是

A. 胰岛素　　B. 格列齐特　　C. 二甲双胍

D. 胰岛素　　E. 罗格列酮

110. 所选药物的主要不良反应是

A. 低血糖　　B. 肌痛　　C. 呕吐

D. 肝功能异常　　E. 乳酸性酸中毒

四、多项选择题(共10题,每题1分,每题的备选项中,有2个或2个以上符合题意,错选、少选均不得分。)

111. 国内药历推荐格式栏目包括

A. 基本情况　　B. 病历摘要　　C. 用药记录

D. 用药评价　　E. 患者投诉

112. 下列情形应判定为超常处方的是

A. 无适应证用药

B. 无正当理由开具高价药

C. 无正当理由超说明书用药

D. 使用药品通用名开具处方

E. 无正当理由为同一患者同时开具2种以上药理作用机制相同的药物

113. 医疗机构应实行"五专管理"的药品有

A. 麻醉药品　　B. 第一类精神药品　　C. 第二类精神药品

D. 贵重药品　　E. 高危药品

114. 患者用药咨询中,应尽量提供书面宣传材料的情况有

A. 第一次用药的患者

B. 使用地高辛、茶碱等治疗窗窄的药物的患者

C. 用药依从性不好的患者

D. 肝、肾功能不全者

E. 近期药品说明书有修改

115. 产生用药错误的原因有管理缺失、认知缺失或障碍、操作失误和产品缺陷等,下列属于药品质量缺陷的情况有

A. 注射用水安瓿瓶字迹不清

B. 腺苷钴胺糖衣片色泽不均

C. 精蛋白锌胰岛素注射液外观可见沉淀物

D. 对乙酰氨基酚片为白色

E. 维生素C注射液外观为澄明黄色

116. 关于药源性疾病的治疗措施,正确的是

A. 停用致病药物　　B. 促进药物排出　　C. 拮抗致病药物

D. 改用同类药物　　E. 对症用药治疗

117. 患者,男,8岁,发热39.1 ℃,临床诊断为上呼吸道感染(感冒),请药师确认可选用的药物有

A. 对乙酰氨基酚　　B. 布洛芬　　C. 尼美舒利

D. 塞来西布　　E. 氯丙嗪

118. 关于类风湿性关节炎,下列说法正确的为

A. 药物剂量应个体化

B. 联合使用2种NSAIDs

C. 定期就诊,调整治疗方案,同时预防骨质疏松

D. 有溃疡病史的患者,宜服用选择性 COX－2 抑制剂

E. 非甾体抗炎药必须与抗风湿药联合使用

119. 关于急性乙醇中毒的解救方法,说法正确的有

A. 单纯急性轻度乙醇中毒不需治疗,居家观察,嘱其保暖,防止呕吐物误吸

B. 催吐、洗胃和活性碳不适用于单纯性乙醇中毒

C. 急性乙醇中毒者,肌内或静脉注射阿扑吗啡

D. 急性乙醇中毒者,肌内或静脉注射纳洛酮

E. 严重乙醇中毒者,静脉注射 50% 葡萄糖注射液、胰岛素,同时肌内注射维生素 B_1、维生素 B_6

120. 以下药物中,处置蛇类咬伤过程中禁忌的药物是

A. 吗啡　　B. 氯丙嗪　　C. 巴比妥类

D. 胰蛋白酶　　E. 单价抗毒血清

绝密★启用前

考生姓名	
考生编号	

国家执业药师资格考试最后密押5套卷

药学综合知识与技能试卷(2)

考生注意事项

1. 考生必须严格遵守各项考场规则。

(1) **在考试开考15分钟后不得入场。**

(2) 交卷出场时间不得早于考试结束前30分钟。

(3) 交卷结束后,不得再进考场续考,也不得在考场附近逗留或交谈。

2. 答题前,考生须在答题卡上填写考生姓名、报考单位和考生编号,同时涂写考试科目和考生编号的信息点。

3. 答案必须按要求涂写在指定的答题卡上,写在其他地方无效。

(1) 填涂部分应该按照答题卡上的要求用2B铅笔完成,若要改动,必须用橡皮擦干净。

(2) 书写部分必须用(蓝)黑色字迹钢笔、圆珠笔或签字笔在答题卡上作答。字迹要清楚。

4. 考试结束后,将答题卡装入原试卷袋中,试卷交给监考人员。

药学综合知识与技能试卷(2)

一、最佳选择题(每题1分,共40题。每题的备选项中,只有1个最符合题意。)

1. 处方的组成为前记、正文和后记,其中,处方正文内容主要包括
   A. 患者姓名、性别、年龄、临床诊断、开具日期
   B. 执业医师签名、执业药师签名、收费人签名
   C. 患者的身份证号、代办人员的姓名及身份证号
   D. 药品名称、剂型、规格、数量、用法用量
   E. 药品不良反应、药品的禁忌证
2. 患者,女,48岁,进行血药浓度监测时,被发现其地高辛浓度达到6.7 ng/mL(正常值0.8~2.2 ng/mL,中毒浓度>2.0~2.5 ng/mL),已经超过中毒浓度,仔细询问病史,发现患者住院后除服用医院医嘱的地高辛0.125 mg/d外,还继续服用自带药品地高辛0.25 mg/d,而患者本人并不知晓自带药品中也有地高辛,以致地高辛中毒,出现心律失常。该例用药错误级别为
   A. A级　　B. E级　　C. F级
   D. G级　　E. I级
3. 静脉滴注两性霉素B 50 mg,滴注时间应控制在
   A. 0.5 h以上　　B. 1 h以上　　C. 2 h以上
   D. 4 h以上　　E. 6 h以上
4. 氯化钾注射液的正确给药方法是
   A. 静脉注射　　B. 稀释后静脉滴注　　C. 直接肌内注射
   D. 鞘内给药　　E. 皮内注射
5. 关于新生儿药动学的特点,说法错误的是
   A. 新生儿肌肉组织和皮下脂肪少,局部循环差,一般不采用皮下或肌内注射
   B. 新生儿的相对体表面积较大,皮肤用药吸收快而多,局部用药过多可致中毒
   C. 新生儿的相对总体液量比成人低,使水溶性药物分布容积减小,易导致药物中毒
   D. 新生儿血浆蛋白与许多药物的结合力均低于成人,致使血浆中的游离药物浓度升高,易导致药物中毒
   E. 新生儿肝功能尚未健全,影响新生儿对多种药物的代谢,可使药物的代谢减慢,血浆半衰期延长,容易出现蓄积中毒
6. 适于进餐时服用,可减少脂肪吸收率的药品是
   A. 多潘立酮　　B. 奥利司他　　C. 甲氧氯普胺
   D. 氢氧化铝　　E. 鞣酸蛋白
7. 麻醉药品和第一类精神药品实行“五专管理”,下列哪一项不属于“五专管理”
   A. 专用账册　　B. 专册登记　　C. 专人负责
   D. 专用处方　　E. 专人看护
8. 下列信息源中属于一级信息源的是
   A. 杂志　　B. 药典　　C. 摘要
   D. 参考书　　E. 全文数据库
9. 在药学信息服务中,三级信息源资料最突出的优势是
   A. 内容全面、细致
   B. 内容广泛,使用方便

C. 提供的信息丰富、详实

D. 能看到研究细节如试验设计、数据处理等

E. 很方便地对所需要的一级信息资料进行筛选

10. 服用后不宜大量或立即饮水的药物是

A. 二羟丙茶碱　B. 硫糖铝　C. 磺胺甲噁唑

D. 阿仑膦酸钠　E. 普鲁卡因胺

11. 配制2%盐酸普鲁卡因1000 mL,调节成等渗溶液需要氯化钠的量为(已知盐酸普鲁卡因的氯化钠等渗当量为0.21)

A. 5.2 g　B. 3.2 g　C. 2.4 g

D. 4.8 g　E. 2.1 g

12. 普萘洛尔的别名是

A. 心得安　B. 心痛定　C. 消炎痛

D. 消心痛　E. 强痛定

13. 细菌性脑膜炎患者应用万古霉素治疗,快速大剂量静脉滴注后可能会产生

A. 胰岛素样自体免疫综合征　B. 灰婴综合征　C. 药源性流感样综合征

D. 手足综合征　E. 红人综合征

14. 根据药物治疗方案的一般原则,药物治疗选择的前提是

A. 安全性　B. 有效性　C. 规范性

D. 方便性　E. 经济性

15. 现代临床药物治疗更多依赖于循证医学的支持,在循证医学证据分级中,证据和推荐强度级别最高的是

A. 大样本病案系列

B. 单个大样本随机对照试验

C. 同质随机对照试验的系统评价

D. 同质病例对照研究的系统评价

E. 专业意见

16. 患者,女,62岁,患有2型糖尿病,平时未规律监测血糖,今日来医院复诊,欲了解近三个月内的血糖总体控制情况,应检测的指标是

A. 血红蛋白　B. 糖化血红蛋白　C. 空腹血糖

D. 餐后2小时血糖　E. 总胆固醇

17. 氯霉素可以导致新生儿

A. 腹泻　B. 核黄疸　C. 灰婴综合征

D. 肺炎　E. 呼吸窘迫综合症

18. 妊娠期妇女不宜选用的抗菌药物类别是

A. 青霉素　B. 头孢菌素类　C. 碳青霉烯类

D. 氟喹诺酮类　E. β-内酰胺霉抑制剂与β-内酰胺霉类抗生素的复方制剂

19. 可引起牙釉质发育不良和牙齿黄染的抗菌药物类别是

A. 氟喹诺酮类　B. 四环素类　C. 大环内酯类

D. 青霉素　E. 氨基糖苷类

20. 药物致畸作用的妊娠敏感期是

A. 受精后18天左右　B. 受精后3周到3个月　C. 受精后3个月至6个月

D. 受精后6个月至9个月　E. 妊娠分娩期

21. 驾驶员患过敏疾病时可选用的药物是

A. 氯雷他定　B. 苯海拉明　C. 异丙嗪

D. 氯苯那敏　E. 赛庚啶

22. 出现粪便黑色，有光泽，且粪便潜血试验呈阳性症状时，首先考虑的疾病是
A. 阿米巴痢疾　B. 过敏性肠炎　C. 痔疮、肛裂
D. 胃、十二指肠溃疡伴出血　E. 抗生素相关性腹泻
23. 严重的慢性肾病常见的尿沉渣结晶为
A. 尿酸盐结晶　B. 草酸盐结晶　C. 磷酸盐结晶
D. 络氨酸结晶　E. 胆红素结晶
24. 上市后药品再评价阶段属于
A. Ⅰ期试验　B. Ⅱ期试验　C. Ⅲ期试验
D. Ⅳ期试验　E. 0 期试验
25. 除妊娠及哺乳期妇女外，其他禁用伪麻黄碱的人群是
A. 甲状腺功能减退者　B. 高尿酸血症者　C. 支气管哮喘者
D. 糖尿病患者　E. 功能性便秘者
26. 患者，男，体检发现血清尿素氨升高，血肌酐升高，其他生化指标正常，该患者最可能患
A. 心脏疾病　B. 肝脏疾病　C. 肾脏疾病
D. 血液疾病　E. 感染性疾病
27. 有一肺炎球菌感染患者，对青霉素过敏，宜选用的有效抗菌药物是
A. 阿米卡星　B. 阿莫西林　C. 左氧氟沙星
D. 多西环素　E. 头孢氨苄
28. 以下合理联用他汀类和贝丁酸类的叙述中，最正确的是
A. 早晨服用
B. 晚间服用
C. 早晚分别服用
D. 晚上服用贝丁酸类，晨服他汀类
E. 晨服贝丁酸类，晚上服用他汀类
29. 某患者因抑郁症用文法拉辛(75 mg nid)治疗，用药 7 天后，下列药师用药指导意见，正确的是
A. 药物剂量太小，应增大剂量
B. 此药药效差，建议换用氟西汀
C. 此药药效差，建议换用丙米嗪
D. 单一用药无效，建议联合使用氟来帕明
E. 抗抑郁药多数需要至少两周才会有显著的情绪改善，建议继续服药
30. 哺乳期妇女甲亢首选
A. 碘化钾　B. 甲巯咪唑　C. 丙硫氧嘧啶
D. 放射性 ^{131}I　E. 碳酸锂
31. 为维护骨骼健康，我国营养学会制定的成人每日钙摄入推荐量为
A. 400 mg　B. 800 mg　C. 1000 mg
D. 1200 mg　E. 1600 mg
32. 使用后可出现眩晕的抗痛风药为
A. 丙磺舒　B. 别嘌醇　C. 苯溴马隆
D. 秋水仙碱　E. 糖皮质激素
33. 患者，男，65 岁，患有骨质疏松症。根据该患者饮食习惯，每日需补充元素钙 600 mg，药师为其推荐碳酸钙(0.5 g/片)，该患者适宜的用法用量是
A. 1 片 tid　B. 2 片 tid　C. 4 片 qd
D. 6 片 qd　E. 8 片 tid
34. 患者，男，54 岁，2 周前痛风急性发作，经治疗后病情缓解，后期针对其痛风的治疗不宜选用的药物是

A. 别嘌醇　　B. 秋水仙碱　　C. 非布索坦
D. 苯溴马隆　　E. 碳酸氢钠

35. 抗肿瘤药物引起骨髓抑制，白细胞下降多开始于用药后
A. 第3天　　B. 第5天　　C. 第7天
D. 第14天　　E. 第21天

36. 带状疱疹的抗病毒治疗，首选
A. 更昔洛韦　　B. 干扰素　　C. 阿昔洛韦
D. 伐昔洛韦　　E. 利巴韦林

37. 患者接受顺铂化疗时，药师应重点监测的不良反应是
A. 心脏毒性　　B. 肝脏毒性　　C. 肾脏毒性
D. 肺纤维化　　E. 过敏反应

38. 我国育龄妇女的主要避孕措施为
A. 男性绝育术　　B. 阴茎套　　C. 宫内节育器
D. 口服避孕药　　E. 安全期避孕

39. 可减弱华法林抗凝作用的食物为
A. 大蒜　　B. 白菜　　C. 洋葱
D. 葡萄柚　　E. 芒果

40. 对乙酰氨基酚过量的解毒剂是
A. 亚硝酸钠　　B. 纳洛酮　　C. 硫代硫酸钠
D. 戊乙奎醚　　E. 乙酰半胱氨酸

二、配伍选择题（共50题，每题1分，题目分为若干组，每组题目对应同一组备选项，备选项可重复选用，也可不选用，每题只有一个备选项最符合题意。）

[41－43]
A. ac.　　B. pc.　　C. po.
D. qn.　　E. prn.

41. 处方中“餐后给药”的外文缩写是
42. 处方中“餐前给药”的外文缩写是
43. 处方中“必要时”的外文缩写是

[44－46]
A. 甲睾酮　　B. 芬太尼　　C. 普萘洛尔
D. 呋塞米　　E. 可卡因

44. 能促使体格强壮、肌肉发达，增强爆发力，并缩短体力恢复时间，但它有潜在的毒副反应，男性可致阳痿，女性可导致月经紊乱的药物是
45. 能够让运动员能长时间忍受肌肉疼痛，使伤口进一步恶化，导致呼吸困难和药物依赖的是
46. 可帮助人短时间内急速降低体重，易造成人体严重脱水、肾衰竭的药物是

[47－48]
A. 1 kcal　　B. 2 kcal　　C. 3 kcal
D. 4 kcal　　E. 9 kcal

肠外营养物质的组成主要包括糖、脂肪、氨基酸、电解质和维生素等微量元素，提供的热量是不同的。

47. 1g葡萄糖可提供的热量是
48. 1g脂肪可提供的热量是

[49－51]
A.《新编药物学》　　B.《药物治疗学》　　C.《中华人民共和国药典》
D.《药物流行病学》　　E.《注射药物手册》

以上是常见中、外医药学专著及期刊，药师在提供药物信息咨询服务时，可以查阅的药物信息资料。

49. 查询药物质量检验标准可首选的书籍是
50. 查询输液剂的配合禁忌可首选的书籍是
51. 查询妊娠及哺乳期用药可首选的书籍是

[52－54]

A. 0.9%氯化钠注射液　B. 5%葡萄糖注射液　C. 50%葡萄糖注射液
D. 复方氯化钠注射液　E. 低分子右旋糖酐注射液

52. 静脉注射两性霉素B的适宜溶媒是
53. 静脉注射阿昔洛韦的适宜溶媒是
54. 静脉注射青霉素的适宜溶媒是

[55－57]

A. 清晨　B. 餐前　C. 餐中
D. 餐后　E. 睡前

55. 为了增强疗效，降糖药格列本脲片的适宜服药时间是
56. 为减少对胃肠道的刺激和不良反应，降糖药二甲双胍片的适宜服药时间是
57. 缓泻药比沙可啶的适宜服药时间是

[58－60]

A. 阿仑膦酸钠　B. 异烟肼　C. 硫酸亚铁
D. 阿莫西林　E. 辛伐他汀

58. 应于早晨空腹给药，以避免对食管和胃的刺激，建议用足量水送服，保持坐位或立位的药物是
59. 能与茶叶中的鞣酸结合而发生沉淀，从而影响药品吸收的药物是
60. 可干扰鱼类蛋白质的分解，使酪胺和组胺在人体内积聚，故用药期间，不宜食用富含组胺的鱼类的药物是

[61－63]

A. 胃肠道反应　B. 肝脏疾病　C. 神经系统疾病
D. 血液系统疾病　E. 心血管系统疾病

药源性疾病是由药物诱发的疾病，是指在预防、诊断、治疗或调节生理功能过程中出现的与用药有关的人体功能异常或组织损伤所引起的一系列临床症状。

61. 他汀类药物主要引起的药源性疾病是
62. 非甾体抗炎药主要引起的药源性疾病是
63. 氨基糖苷类药主要引起的药源性疾病是

[64－66]

A. 阿莫西林　B. 葡萄糖　C. 万古霉素
D. 沙利度胺　E. 卡马西平

根据药物对胎儿的危害，美国食品药品监督管理局将妊娠用药分为五个级别。

64. 属于A级的药物是
65. 属于C级的药物是
66. 属于X级的药物是

[67－68]

A. Ⅰ期临床试验　B. Ⅱ期临床试验　C. Ⅲ期临床试验
D. Ⅳ期临床试验　E. 临床前试验

67. 初步评价药物对目标适应证患者的治疗作用和安全性评价阶段是
68. 考察药品在广泛使用条件下的疗效和不良反应评价阶段是

[69－70]

A. 红细胞/血红蛋白减少　　B. 中性粒细胞增多　　C. 嗜酸性粒细胞增多
D. 血小板增多　　E. 嗜碱性粒细胞减少

69. 细菌感染患者可出现
70. 过敏性疾病患者可出现

[71－72]

A. 对乙酰氨基酚　　B. 氯苯那敏　　C. 含伪麻黄碱的复方制剂
D. 阿司匹林　　E. 含可待因的复方制剂

71. 伴有高血压的患者应慎用的药物是
72. 反复、大量应用可引起依赖性的药物是

[73－74]

A. 小檗碱　　B. 阿苯达唑　　C. 乳果糖
D. 乳酶生　　E. 硫糖铝

73. 对偶然性消化不良或进食蛋白食物过多者可用的药物是
74. 对蛔、蛲、鞭、钩虫的成虫及幼虫均有较好疗效,适用于多种线虫的混合感染的药物是

[75－77]

A. 维生素 A　　B. 维生素 B　　C. 维生素 C
D. 维生素 E　　E. 维生素 K_1

75. 可用于防治坏血病、牙龈出血,也可用于各种急、慢性传染疾病及紫癜等的辅助治疗的药物是
76. 临床用于先兆流产和习惯性流产的药物是
77. 可用于治疗口腔溃疡,大剂量服用后,尿液可能呈黄色的药物是

[78－79]

A. 维生素 AD　　B. 维生素 C　　C. 复合维生素 B
D. 葡萄糖酸钙　　E. 硫酸亚铁

78. 突然停药有可能出现坏血病症状,孕妇服用过量时,可诱发新生儿坏血病的药物是
79. 可减慢肠蠕动,引起便秘并排黑便的药物是

[80－82]

A. 复方角菜酸酯栓　　B. 咪康唑栓　　C. 过氧化苯甲酰凝胶
D. 复方苯甲酸酊　　E. 炉甘石洗剂

80. 治疗真菌性阴道炎可首选
81. 治疗急性湿疹可选用
82. 对皮脂腺分泌过多所致的寻常型痤疮首选

[83－84]

A. 新颖性　　B. 权威性　　C. 归因性
D. 合理性　　E. 网站人员

83. 网站的内容是否及时更新,体现了网络信息的
84. 提供的药物信息和建议是否均来自受过专门药学培训的人员,体现了网络信息的

[85－86]

A. 异丙托溴铵气雾剂　　B. 孟鲁司特钠咀嚼片　　C. 茶碱片
D. 沙丁胺醇气雾剂　　E. 布地奈德吸入剂

85. 适用于阿司匹林哮喘、运动性哮喘和伴有过敏性鼻炎哮喘患者的药物是
86. 与西咪替丁、喹诺酮类、大环内酯类等药物合用,应做血药浓度监测的药物是

[87－88]

A. 吡嗪酰胺　　B. 利福平　　C. 链霉素
D. 乙胺丁醇　　E. 左氧氟沙星

87. 属于氨基糖苷类药,损害第八对脑神经,可发生肾毒性和耳毒性的药物是

88. 服药后排泄物呈橘红色,长期大量服用时,不良反应多且严重,如流感样症状、血液系统反应和肝毒性的药物是

[89－90]

A. 洛伐他汀　　B. 辛伐他汀　　C. 阿托伐他汀钙

D. 依折麦布　　E. 非诺贝特

89. 主要降低血清 TG,也可在一定程度上降低 TC 和 LDL－C,升高 HDL－C,是高三酰甘油血症的首选药物是

90. 中成药血脂康中含有的化学成分是

三、综合分析题(共 20 题,每题 1 分,题目分为若干组,每组题目基于同一临床情景、病例、实例或者案例的背景信息逐题展开,每题的备选项中,只有 1 个最符合题意)

[91－93]

某患者,男,55 岁。体检结果:血压 140/80 mmHg,体型肥胖。心脏听诊偶发期前收缩,其余正常。①血脂:总胆固醇 6.25 mmol/L,甘油三酯 4.8 mmol/L,低密度脂蛋白胆固醇 4.53 mmol/L,高密度脂蛋白胆固醇 0.92 mmol/L;②心电图:左室高电压,偶发房性期前收缩;③空腹血糖 6.56 mmol/L,餐后 2 h 血糖 9.05 mmol/L;④心脏彩超:左室后壁 12.5 mm,室间隔 12.5 mm,E/A <1。临床诊断为高血压病、高脂血症和糖耐量异常。医师药物治疗方案:阿司匹林、氨氯地平、培哚普利和阿托伐他汀。

91. 该患者宜选用的抗高血压药是

A. 阿司匹林　　B. 培哚普利　　C. 阿托伐他汀

D. 二甲双胍　　E. 氯吡格雷

92. 该患者首选的调节血脂药是

A. 依折麦布　　B. 培哚普利　　C. 非诺贝特

D. 阿托伐他汀　　E. 阿司匹林

93. 应告知患者用药过程中肯定出现的不良反应是

A. 踝关节水肿　　B. 牙龈出血　　C. 心悸

D. 便血　　E. 横纹肌溶解

[94－96]

患者,男,45 岁。在果园劳作后出现头晕、多汗、恶心、呕吐、腹痛以及呼吸困难,并伴有瞳孔缩小和神志模糊,临床诊断为有机磷农药中毒。

94. 可用于解救的药物是

A. 毒扁豆碱　　B. 碘解磷定　　C. 新斯的明

D. 毛果芸香碱　　E. 尼古丁

95. 可改善瞳孔缩小、呼吸困难、多汗等症状的药物是

A. 阿托品　　B. 哌替啶　　C. 呋塞米

D. 氨茶碱　　E. 碘解磷定

96. 关于本病例所用药物的注意事项,说法错误的是

A. M 胆碱受体阻断剂仅能拮抗乙酰胆碱的毒蕈碱样作用,对烟碱样和呼吸肌麻痹无效

B. M 胆碱受体阻断剂需要与胆碱酯酶复活剂同时应用

C. 两种以上复活剂同时应用,会增加毒性

D. 对伴有体温升高的中毒患者,应物理降温,并慎用 M 胆碱受体阻断剂

E. 如患者出现谵妄、幻觉、高热、心率加快甚至昏迷时,则为 M 胆碱受体阻断剂中毒,应立即停用,并用毒扁豆碱解毒

[97－99]

患者,女,64 岁,患 2 型糖尿病、高脂血症,给予二甲双胍肠溶片 0.5 g,tid,po,瑞格列奈片 1

mg,tid,po,阿托伐他汀钙片 20 mg,qd,po 等药物治疗。

97. 药师对该患者的用药指导,错误的是

A. 二甲双胍肠溶片应于餐后服用

B. 瑞格列奈片应于餐前服用

C. 阿托伐他汀钙片可在一天中任何时候固定时间给药

D. 一旦出现低血糖症状,应立即口服葡萄糖水、糖块、巧克力等

E. 用药期间应注意监测肝肾功能

98. 该患者用药一段时间后再次就诊,复查肾功能提示肌酐清除率 29 mL/min,需要调整治疗方案。合理的治疗药物调整方案是

A. 停用二甲双胍肠溶片

B. 停用瑞格列奈片

C. 停用阿托伐他汀钙片

D. 停用瑞格列奈片和阿托伐他汀钙片

E. 停用二甲双胍肠溶片和瑞格列奈片

99. 如果该患者需要给予低精蛋白锌胰岛素治疗,下列关于其用药教育的说法,错误的是

A. 根据血糖水平调整低精蛋白锌胰岛素的用量

B. 每 3 ~5 天调整 1 次

C. 每次调整 1 ~4 单位

D. 开启使用的低精蛋白锌胰岛素必须冷藏保存

E. 冰冻后的低精蛋白锌胰岛素不可再用

[100 -102]

患儿,男,7 个月,人工喂养,每日配方奶量 800 mL,已添加米粉、蛋黄等辅食。平时患儿易激惹,睡眠不安,多汗。查体发现营养中等,方颅,头发稀疏,有枕秃,尚未出牙,前囟 2 cm×2 cm 大小,平坦,胸前可见肋软骨沟,心肺听诊正常,其余无异常发现,该患儿诊断为佝偻病。

100. 根据以上病例分析,治疗应选用的药物为

A. 维生素 A　　B. 维生素 B_{12}　　C. 维生素 D

D. 维生素 K　　E. 维生素 E

101. 所选择药物的应用剂量为

A. 500 ~1000 IU/d　　B. 1000 ~2000 IU/d　　C. 2000 ~4000 IU/d

D. 4000 ~5000 IU/d　　E. 5000 ~6000 IU/d

102. 关于佝偻病的患者教育,说法错误的是

A. 补充维生素 D 的同时要补钙

B. 日光可促进维生素 D 的合成,促进骨钙沉着

C. 应从围产期开始预防维生素 D 缺乏,孕妇的维生素 D 补充量一般为 400 IU/d

D. 婴幼儿 3 岁后,应增加户外活动时间至每天 1 ~2 h,暴露头面、手足

E. 婴幼儿应及时添加辅食,补充维生素 D

[103 ~105]

患者,男,42 岁,身高 176 cm,体重 75 kg,既往有高血压、高脂血症和偏头痛病史。近期因哮喘发作就诊,医师处方如下:

药物	规格	用法
布地奈德气雾剂	100 μg/喷,(5 mL: 10 mg)	200 μg,bid
沙丁胺醇气雾剂	100 μg/喷,每瓶内含沙丁胺醇 20 mg	200 μg,bid
阿托伐他汀钙片	20 mg/片	20 mg,qd

续表

药物	规格	用法
卡托普利片	25 mg/片	50 mg,bid
布洛芬胶囊	300 mg	300 mg,pm

103. 本病例处方中,布地奈德(1 支)可以持续使用的天数为
A. 15 天　B. 20 天　C. 25 天
D. 30 天　E. 35 天

104. 关于本病例的合理用药指导意见和解释,错误的是
A. 布地奈德属于糖皮质激素,一般需规律吸入 1 ~2 周以上才能起效
B. 布地奈德属于糖皮质激素,用于持续性哮喘的长期治疗
C. 沙丁胺醇属于 β_2受体激动剂,吸入 5 ~15 min 即起效
D. 沙丁胺醇应有规律长期用药,疗效欠佳时,可以适当增加用量
E. 如果肌磷酸激酶显著增高,应及时停用阿托伐他汀钙片

105. 治疗一段时间之后,该患者出现胃肠道反应,引起这种反应的药物最可能是
A. 布地奈德气雾剂　B. 卡托普利片　C. 沙丁胺醇气雾剂
D. 阿托伐他汀钙片　E. 布洛芬胶囊

[106 -108]

患者,女,65 岁,高血压病史 10 年,血压最高达 158/95 mmHg。糖尿病史 5 年,规律口服降糖药,血糖控制满意。当前病情稳定,尿检微量白蛋白 150 μg/min。使用卡托普利、阿司匹林、他汀类等药物治疗后,血压 150/95 mmHg,尿蛋白无明显降低。

106. 根据临床表现,可诊断为
A. 糖尿病肾病　B. 糖尿病高血压　C. 糖尿病高血脂
D. 糖尿病肝病　E. 糖尿病心脏病

107. 根据诊断结果,可选用的治疗药物是
A. 二甲双胍　B. 阿卡波糖　C. 胰岛素
D. 格列喹酮　E. 罗格列酮

108. 该治疗药物的不良反应为
A. 上呼吸道感染　B. 低血糖　C. 乳酸性酸中毒
D. 肌痛　E. 呕吐

[109 -110]

患者,男,57 岁,既往有高血压病史 10 年,与儿子吵架后突然起病,言语不清,左侧肢体无力,意识不清,查体:BP 220/120 mmHg,中度昏迷,瞳孔不等大,对光反射消失,强痛刺激,左侧肢体不活动,左侧巴宾斯基征阳性,临床诊断为脑出血。

109. 该患者的首选治疗方法为
A. 止血　B. 脱水　C. 扩容
D. 降压　E. 预防感染

110. 关于本病例合理用药的说法,错误的是
A. 脑出血时不急于降血压,应先降颅内压
B. 血压≥200/110 mmHg 时,可考虑降血压治疗,使血压维持在略高于发病前水平或 180/105 mmHg 左右
C. 收缩压 <165 mmHg 或舒张压 <95 mmHg,不需降血压治疗
D. 血压过低者应升压治疗,以保持脑灌注压
E. 一般情况下,有凝血功能障碍可应用止血药物不超过 3 天

四、多项选择题（共10题，每题1分，每题的备选项中，有2个或2个以上符合题意，错选或少选均不得分。）

111. 沟通是建立、维持并增进药师与患者的专业性关系的途径，药师与患者的沟通技巧中，正确的是
A. 开放式提问　B. 提供的信息越多越好　C. 尽量使用专业术语
D. 注意掌握时间　E. 正确使用微笑、手势等肢体语言

112. 药物信息的来源丰富多样，信息的类型也有多种，按照其最初来源通常分为三级，下列属于二级信息源的是
A. 期刊、杂志　B. 文摘数据库　C. 国内文摘
D. 国外文摘　E. 教科书

113. 下列药品贮存时，不宜冷冻的有
A. 精蛋白锌胰岛素注射液　B. 人免疫球蛋白　C. 双歧三联活菌制剂
D. 卡前列甲酯栓　E. 脂肪乳

114. 可使丙氨酸氨基转移酶（ALT）升高的药品有
A. 伊曲康唑　B. 阿昔洛韦　C. 琥乙红霉素
D. 联苯双酯　E. 氟伐他汀

115. 高警示药品一旦使用不当可对人体造成严重伤害，下列注射剂中，属于高警示药品的是
A. 50%葡萄糖注射液　B. 胰岛素注射液　C. 10%氯化钾注射液
D. 阿托品注射液(5 mg/mL)　E. 地塞米松注射液

116. 药品不良反应是指合格药品在正常用法用量下出现的与用药目的无关的有害反应，下列属于开展药品不良反应报告与监测的意义有
A. 减少不良反应的危害
B. 促进新药的研制开发
C. 促进临床合理用药
D. 为医疗事故鉴定和诉讼提供依据
E. 弥补药品上市前研究的不足

117. 关于应用微生态制剂治疗腹泻的说法，正确的是
A. 由寒冷和各种刺激所致的激惹性腹泻
B. 维持正常菌群
C. 肠道菌群失调引起的腹泻
D. 细菌或病毒引起的感染性腹泻
E. 微生态制剂可与抗生素同时应用

118. 下列抗高血压药物中，可致血钾升高的是
A. 福辛普利　B. 阿米洛利　C. 依那普利
D. 氢氯噻嗪　E. 螺内脂

119. 乙型肝炎病毒为DNA病毒，易变异，是致肝癌的重要因子，下列可以治疗乙型病毒性肝炎的药物有
A. 拉米夫定　B. α－干扰素　C. 阿德福韦
D. 阿昔洛韦　E. 恩替卡韦

120. 有机磷农药是目前使用较多的农药，用于有机磷中毒解救的药物有
A. 阿托品　B. 碘解磷定　C. 氟马西尼
D. 亚甲蓝　E. 硫代硫酸钠

绝密★启用前

考生姓名	
考生编号	

国家执业药师资格考试最后密押5套卷

药学综合知识与技能试卷(3)

考生注意事项

1. 考生必须严格遵守各项考场规则。

(1)**在考试开考15分钟后不得入场。**

(2)交卷出场时间不得早于考试结束前30分钟。

(3)交卷结束后,不得再进考场续考,也不得在考场附近逗留或交谈。

2. 答题前,考生须在答题卡上填写考生姓名、报考单位和考生编号,同时涂写考试科目和考生编号的信息点。

3. 答案必须按要求涂写在指定的答题卡上,写在其他地方无效。

(1)填涂部分应该按照答题卡上的要求用2B铅笔完成,若要改动,必须用橡皮擦干净。

(2)书写部分必须用(蓝)黑色字迹钢笔、圆珠笔或签字笔在答题卡上作答。字迹要清楚。

4. 考试结束后,将答题卡装入原试卷袋中,试卷交给监考人员。

药学综合知识与技能试卷(3)

一、最佳选择题(每题1分,共40题。每题的备选项中,只有1个最符合题意。)

1. 不宜选择葡萄糖注射液作为溶剂的药物是

A. 青霉素　　B. 红霉素　　C. 磷霉素
D. 环丙沙星　　E. 甲硝唑

2. 化学药与中药的联合应用中,能使异烟肼失去抗菌作用的中成药是

A. 防风通圣散(麻黄碱)　　B. 蛇胆川贝液(苦杏仁苷)　　C. 丹参片(丹参酮)
D. 昆布片(碘)　　E. 六神丸(蟾蜍)

3. 药物的相互作用对药效学的影响包括作用相加或增强疗效、减少不良反应、敏感化作用、拮抗作用和增加毒性或药品不良反应,下列药物合用会有不良相互作用的是

A. 阿莫西林和克拉维酸钾　　B. 头孢哌酮和舒巴坦　　C. 苄丝肼和左旋多巴
D. 甲氧氯普胺和氯丙嗪　　E. 亚胺培南和西司他丁钠

4. 下列药物中,属于肝药酶诱导剂的是

A. 环丙沙星　　B. 胺碘酮　　C. 氟康唑
D. 卡马西平　　E. 西咪替丁

5. 与二、三级信息源相比,一级信息源的最突出的特点是

A. 内容更新快,周期短
B. 提供的信息不够全面,甚至可能存在错误,需要药师查阅原文
C. 提供的信息全面详实
D. 内容广泛,使用方便
E. 信息量大,阅读要花费大量的时间

6. 现需要70%乙醇500 mL,欲用95%乙醇和蒸馏水配制。计算需要取用95%乙醇的体积是

A. 500 mL　　B. 250 mL　　C. 368 mL
D. 737 mL　　E. 300 mL

7. 互联网上提供的药物信息非常丰富,药学人员可以利用互联网强大的搜索功能更加快捷、方便地获得所需要的内容,下列属于公共网络资源的是

A. www.cfda.gov.cn　　B. www.sipo.gov.cn　　C. www.cpa.org.cn
D. www.who.int　　E. www.baidu.com

8. 治疗风湿性关节炎时,用药过量造成再生障碍性贫血等药源性疾病的药物是

A. 来氟米特　　B. 泼尼松　　C. 雷公藤多苷
D. 白芍总苷　　E. 甲氧蝶呤

9. 可干扰酒精代谢过程,导致“双硫仑样反应”的药品是

A. 甲硝唑　　B. 咪康唑　　C. 氟康唑

D. 酮康唑　　E. 伊曲康唑

10. 妊娠期用药可能导致胎儿发育异常，其中最容易受到影响而造成胎儿畸形的阶段是

A. 妊娠 1 ~ 2 周　　B. 妊娠 3 ~ 12 周　　C. 妊娠 13 ~ 27 周

D. 妊娠 28 ~ 32 周　　E. 妊娠 33 ~ 40 周

11. 使用中的胰岛素笔芯不宜冷藏，在室温下最多能够保存

A. 1 周　　B. 2 周　　C. 3 周

D. 4 周　　E. 6 周

12. 老年人使用可导致甲状腺功能异常、肺毒性或 Q－T 间期延长，避免作为房颤的一线用药的是

A. 福辛普利　　B. 地高辛　　C. 美托洛尔

D. 胺碘酮　　E. 华法林

13. 下列关于肾功能不全患者给药方案调整的方法，错误的是

A. 肾功能不全者首选肝胆代谢和排泄的药物

B. 肾功能不全而肝功能正常者，可选用双通道（肝肾）消除的药物

C. 肾功能不全又必须使用有明显肾毒性的药物时，可以延长给药间隔或减少给药剂量

D. 肾功能不全又必须使用有明显肾毒性的药物时，可以同时服用碳酸氢钠来碱化尿液，以促进药物排泄，防止药源性疾病

E. 使用治疗窗窄的药物，应进行血药浓度监测，涉及个体化给药方案

14. 下列不属于治疗药物评价的内容是

A. 有效性　　B. 安全性　　C. 经济性

D. 依从性　　E. 药品质量

15. 药师应具备识别药品包装的能力，关于药品包装的说法，错误的是

A. 内包装系指直接与药品接触的包装（如安瓿、注射剂瓶、铝箔等）

B. 外包装系指内包装以外的包装，由里向外分为中包装和大包装

C. 药品最小包装指最小销售单元的包装

D. 如标示为 25 mg × 12 片/盒 × 10 × 30，则表示最小包装的药品规格和数量是 25 mg × 12 片/盒，中包装有 10 小盒，大包装有 30 中盒

E. 药品内、外包装都应符合药用要求

16. 患者，男，18 岁，因鼻塞症状加重就诊，医生处方 1% 盐酸麻黄碱滴鼻液，下列关于该滴鼻液用药指导的说法，错误的是

A. 萎缩性鼻炎患者可增加给药次数

B. 用药前要将鼻腔分泌物清理干净

C. 滴管头不要碰到鼻部，以避免污染药液

D. 滴药后，要静卧 3 ~ 5 min

E. 滴药后，要轻压双侧鼻翼 3 ~ 4 次

17. 接种乙肝疫苗后，血清免疫学检查可呈阳性反应的指标是

A. 乙型肝炎病毒表面抗原　B. 乙型肝炎病毒表面抗体　C. 乙型肝炎病毒 e 抗原

D. 乙型肝炎病毒 e 抗体　E. 乙型肝炎病毒核心抗体

18. 下列属于脂溶性维生素的是

A. 叶酸　B. 维生素 B_2　C. 维生素 B_6

D. 维生素 C　E. 维生素 D

19. 口服奥司他韦(达菲)治疗流感宜及早用药，较为有效的用药时间是症状出现的

A. 48 h 内　B. 72 h 内　C. 96 h 内

D. 108 h 内　E. 120 h 内

20. Q－T 间期延长的荨麻疹患者不宜选用的抗过敏药是

A. 氯苯那敏　B. 色苷酸钠　C. 苯海拉明

D. 异丙嗪　E. 依巴斯汀

21. 患者，女，48 岁，血压 180/90 mmHg，伴有双侧肾动脉狭窄，宜选用的联合用药方案是

A. 利尿剂＋血管紧张素Ⅱ受体拮抗剂

B. β 受体阻滞剂＋血管紧张素Ⅱ受体拮抗剂

C. 利尿剂＋钙通道阻滞剂

D. α 受体阻滞剂＋血管紧张素转换酶抑制剂

E. 血管紧张素转换酶抑制剂＋钙通道阻滞剂

22. 患者，男，45 岁，诊断为心绞痛。欲服用阿司匹林作为缓解期的药物治疗，最佳剂量范围是

A. 25～50 mg/d　B. 25～75 mg/d　C. 75～150 mg/d

D. 150～300 mg/d　E. 300～500 mg/d

23. 可引起儿童关节痛、关节肿胀及软骨损害，影响骨骼发育的药物是

A. 阿米卡星　B. 环丙沙星　C. 头孢唑林

D. 米诺环素　E. 阿莫西林

24. 由于老年人胃肠道功能变化而导致按主动运转方式吸收减少的药品是

A. 维生素 B_1　B. 阿司匹林　C. 对乙酰氨基酚

D. 苯巴比妥　E. 磺胺甲噁唑

25. 患者，男，70 岁，右手抖动和行走缓慢 3 个月，临床诊断为帕金森病。既往前列腺肥大史 3 年，临床上对该患者不宜选用

A. 苯海索　B. 左旋多巴　C. 多巴丝肼

D. 司来吉兰　E. 金刚烷胺

26. 患者，女，35 岁，2 天前因淋雨后出现发热，体温最高达 39 ℃，临床诊断为社区获得性肺炎，无其他基础疾病，可首选的抗菌药物是

A. 头孢拉定　B. 阿米卡星　C. 亚胺培南西司他丁

D. 头孢哌酮舒巴坦　E. 甲硝唑

27. 下列药物中，胃食管反流的患者应避免使用的药物是

A. 阿司匹林　　B. 阿仑膦酸钠　　C. 特拉唑嗪
D. 美托洛尔　　E. 多潘立酮

28. 根除幽门螺杆菌感染的一线治疗方案,说法正确的是
A. 埃索美拉唑 20 mg bid + 克拉霉素 500 mg qd + 阿莫西林 0.5 g tid
B. 埃索美拉唑 20 mg bid + 克拉霉素 500 mg tid + 枸橼酸铋钾 0.6 g bid
C. 埃索美拉唑 20 mg qd + 阿莫西林 1.0 g qd. + 枸橼酸铋钾 0.6 g qd
D. 埃索美拉唑 20 mg bid + 克拉霉素 500 mg bid + 阿莫西林 1.0 g bid + 枸橼酸铋钾 0.6 g bid
E. 埃索美拉唑 20 mg tid + 克拉霉素 500 mg tid + 阿莫西林 1.0 g tid + 枸橼酸铋钾 0.6 g tid

29. 下列关于甲状腺功能减退患者激素替代治疗的说法,错误的是
A. 需要终身服药
B. 服用过量可能出现甲状腺功能亢进症状
C. 左甲状腺素应于早餐前半小时空腹服用
D. 妊娠期妇女必须联合使用丙硫氧嘧啶
E. 治疗目标是将 TSH 和甲状腺激素水平恢复到正常范围内

30. 患者,女,58 岁,有 2 型糖尿病病史,因头疼、头晕就诊,体征和实验室检查:餐前血糖 7.8 mmol/L,餐后血糖 11.2 mmol/L,糖化血红蛋白 8.8%,血压 166/96 mmHg,蛋白尿 >1 g/24 h,推荐在降糖的基础上,合并选用
A. 美托洛尔　　B. 氢氯噻嗪　　C. 卡维地洛
D. 赖诺普利　　E. 氯吡格雷

31. 长期大量服用维生素 D 可能引起中毒,典型临床症状为
A. 骨骼发育不良或骨软化　　B. 间质性肾炎或肾结石　　C. 骨质疏松或骨折
D. 横纹肌溶解或肌痛　　E. 高尿酸血症或疼痛

32. 痛风急性发作期,应禁用的药物是
A. 碳酸氢钠　　B. 别嘌醇　　C. 秋水仙碱
D. 布洛芬　　E. 吲哚美辛

33. 患者,女,34 岁,临床诊断为尿路感染,下列不宜选用的抗菌药物是
A. 左氧氟沙星　　B. 阿莫西林　　C. 头孢呋辛
D. 阿奇霉素　　E. 复方磺胺甲噁唑

34. 下列药物中,可影响性功能的药物为
A. 雷尼替丁　　B. 法莫替丁　　C. 西咪替丁
D. 奥美拉唑　　E. 莫沙必利

35. 患者,女,40 岁,临床诊断为伴有神经症状的巨幼红细胞性贫血,治疗需要在补充叶酸的基础上,还应补充
A. 维生素 B_1　　B. 维生素 B_2　　C. 维生素 B_4
D. 维生素 B_6　　E. 维生素 B_{12}

36. 某肿瘤患者,应用抗肿瘤药引起的恶心、呕吐等,可选用的止吐药物有

A. 奥美拉唑　　B. 雷尼替丁　　C. 昂丹司琼

D. 维生素 B_6　　E. 苯海拉明

37. 下列属于第三阶梯的镇痛药物是

A. 双氯芬酸　　B. 曲马多　　C. 可待因

D. 对乙酰氨基酚　　E. 吗啡

38. 某患者关节痛半年，临床诊断为类风湿性关节炎，既往有过十二指肠溃疡病史，应首选的NSAIDs 药物是

A. 塞来昔布　　B. 吲哚美辛　　C. 布洛芬

D. 双氯芬酸　　E. 萘普生

39. 下列金属解毒剂中，对铅中毒疗效最好的是

A. 二巯丙醇　　B. 二巯丁二钠　　C. 依地酸钙钠

D. 硫代硫酸钠　　E. 亚甲蓝

40. 解救有机磷中毒过程中，如患者出现谵妄、幻觉、高热、心率加快甚至昏迷时，应用

A. 毛果芸香碱　　B. 东莨菪碱　　C. 麻黄碱

D. 山莨菪碱　　E. 茶碱

二、配伍选择题（共 50 题，每题 1 分，题目分为若干组，每组题目对应同一组备选项，备选项可重复选用，也可不选用，每题只有一个备选项最符合题意。）

[41 - 42]

A. 体内吸收　　B. 体内分布　　C. 肝脏代谢

D. 肾脏排泄　　E. 肠道排泄

41. 联合用药葡萄糖酸钙片主要影响米诺环素的

42. 联合用药罗红霉素主要干扰辛伐他汀的

[43 - 44]

A. 不规范处方　　B. 不适宜处方　　C. 超常处方

D. 普通处方　　E. 麻醉药品处方

43. 未使用药品规范名称开具药品的处方属于

44. 药物之间有配伍禁忌的处方属于

[45 - 47]

A. 复方铝酸铋片　　B. 二甲双胍片　　C. 甲氧氯普胺片

D. 瑞舒伐他汀片　　E. 维生素

45. 餐中服用，可以减少对胃肠道刺激的药品是

46. 睡前服用，可使抑制肝脏合成胆固醇效果更好的药品是

47. 餐前服用，可以促进胃排空的药品是

[48 - 49]

A. 葡萄柚汁　　B. 咖啡　　C. 食醋

D. 高蛋白　　E. 脂肪

48. 口服左旋多巴时，宜少吃

49. 服用灰黄霉素时，应多食

[50－51]

A. 硝普钠注射液　　B. 注射用普鲁卡因青霉素　　C. 异烟肼片

D. 复方氨基酸注射液　　E. 胰岛素注射液

50. 需要防潮保管的药品是

51. 需要在冷处保存的药品是

[52－54]

A. 安全性　　B. 有效性　　C. 规范性

D. 方便性　　E. 经济性

52. 药物治疗选择的前提是

53. 依据权威的专科诊疗指南的是

54. 考虑治疗总成本的是

[55－57]

A. 痛风　　B. 心肌梗塞　　C. 消化性溃疡

D. 急性胰腺炎　　E. 类风湿性关节炎

以下是血生化检查指标

55. 淀粉酶增高，诊断为

56. 血尿酸增高，诊断为

57. 肌酸激酶增高，诊断为

[58－59]

A. 布洛芬　　B. 贝诺酯　　C. 阿司匹林

D. 对乙酰氨基酚　　E. 20% 安乃近溶液

58. 心功能不全的患者应慎用的是

59. 尤其适于老年人和儿童退热的是

[60－61]

A. 患有心脏病、高血压、甲状腺功能亢进、青光眼、前列腺增生的患者

B. 妊娠初期及哺乳期妇女

C. 有血小板减少症、有出血倾向者、上消化道出血和(或)穿孔病史者

D. 疲劳和生活规律紊乱者

E. 从事驾车、高空作业或操作精密仪器等工作

60. 含有抗过敏药的抗感冒药应慎用于

61. 含有右美沙芬的抗感冒药禁用于

[62－64]

A. 阿司匹林　　B. 加替沙星　　C. 劳拉西泮

D. 西洛他唑　　E. 伪麻黄碱

62. 可能导致血糖升高的药品是
63. 可能导致血压升高的药品是
64. 可能导致血尿酸升高的药品是

[65－67]

A. 比沙可啶　　B. 木糖醇　　C. 乳酶生
D. 硫酸镁　　E. 乳果糖

65. 治疗老年人便秘，慎用的药物是
66. 治疗糖尿病患者便秘，慎用的药物是
67. 禁用于急腹症者，慎用于妊娠期妇女的药物是

[68－69]

A. 咪康唑　　B. 甲硝唑　　C. 制霉菌素
D. 聚甲酚磺醛　　E. 曲古霉素

68. 治疗滴虫性阴道炎的药物是
69. 治疗滴虫、阿米巴原虫及念珠菌混合感染阴道炎的药物是

[70－71]

A. 别嘌醇　　B. 秋水仙碱　　C. 泼尼松龙
D. 苯溴马隆　　E. 对乙酰氨基酚

70. 慢性痛风和痛风性肾病，为抑制尿酸生成可选用
71. 痛风急性发作期，为抗炎镇痛和抑制白细胞对尿酸盐结晶的吞噬作用可选

[72－74]

A. 布地奈德　　B. 扎鲁司特　　C. 沙丁胺醇
D. 羧甲司坦　　E. 多索茶碱

72. 起效慢，不能立即奏效，需连续应用 2 日以上才能对慢性阻塞性肺病发挥作用的药品是
73. 起效缓慢，作用也弱，一般连续应用 4 周才能对慢性阻塞性肺病发挥作用的药品是
74. 可稀释痰液，并借助咳嗽反射帮助痰液排出，避免堵塞气道的药品是

[75－77]

A. 冰硼咽喉散　　B. 甲硝唑口腔粘贴片　　C. 地塞米松粘贴片
D. 西地碘含片　　E. 达克罗宁液

75. 治疗口腔溃疡时，粘敷于溃疡处，每处 1 片，一日不得超过 3 片的药物是
76. 治疗口腔溃疡时，涂于溃疡面上，连续 2 次，用于进食前暂时止痛的药物是
77. 治疗口腔溃疡时，取少量吹敷于患处，一日用 2～3 次的药物是

[78－79]

A. 呋塞米　　B. 利血平　　C. 阿司匹林
D. 阿米替林　　E. 甲基多巴

78. 可能引起肠蠕动减慢，甚至肠麻痹（药源性胃肠道疾病）的药物是
79. 可能导致锥体外系反应（药源性神经系统疾病）的药物是

[80 - 81]

A. 异烟肼　　B. 利福平　　C. 乙胺丁醇

D. 吡嗪酰胺　　E. 对氨基水杨酸

80. 患者，男，40 岁，因肺结核使用抗结核药后，四肢出现针刺感，导致这种症状的药物是

81. 患者平日佩戴隐形眼镜，使用抗结核药后，导致患者隐形眼镜染色的药物是

[82 - 83]

A. 双侧肾动脉狭窄　　B. 心力衰竭　　C. 痛风

D. 冠心病　　E. 哮喘

82. 患者，男，46 岁，因心绞痛伴房颤，给予维拉帕米治疗。维拉帕米的禁忌证是

83. 患者，女，60 岁，因心绞痛给予普萘洛尔治疗。普萘洛尔的禁忌证是

[84 - 85]

A. 非那雄胺　　B. 阿夫唑嗪　　C. 特拉唑嗪

D. 氟伏沙明　　E. 度他雄胺

84. 起效较慢，服用 3 个月才可以改善由前列腺增生导致的尿路梗阻，减少残余尿量的 5 - α 还原酶抑制剂是

85. 起效较快，服用 1 个月即可以改善由前列腺增生导致的尿路梗阻，减少残余尿量的 5 - α 还原酶抑制剂是

[86 - 87]

A. 钙剂、维生素 D 和双膦酸盐

B. 钙剂、维生素 D 和雌激素

C. 氢氯噻嗪和双膦酸盐

D. 双膦酸盐、钙剂

E. 长期口服维生素 D

骨质疏松症（OP）是一种以骨量低下、骨微结构破坏，导致骨脆性增加，易发生骨折为特征的全身性骨病，可发生于不同性别和年龄，不同类型骨质疏松所应用的药物是不一样的

86. 老年性骨质疏松症，可选用

87. 绝经后骨质疏松，可选用

[88 - 90]

A. 布洛芬　　B. 塞来昔布　　C. 甲氨蝶呤

D. 利妥昔单抗　　E. 泼尼松

是一种慢性、以炎性滑膜炎为主的系统性疾病，请归属临床药物的类型。

88. 属于非选择性 COX - 2 抑制剂的药物是

89. 属于选择性 COX - 2 抑制剂的药物是

90. 从疗效和费用等考虑，一般首选的抗风湿药是

三、综合分析题(共20题,每题1分,题目分为若干组,每组题目基于同一临床情景、病例、实例或者案例的背景信息逐题展开,每题的备选项中,只有1个最符合题意。)

[91 -92]

患者,女性,42岁,因反复发生全面性强直-阵挛发作并伴有昏迷,送入急诊。

91. 此患者最可能的临床诊断是

A. 帕金森病　　B. 癫痫持续症状　　C. 强直性发作

D. 肌阵挛发作　　E. 惊厥

92. 根据以上诊断,首选的药物是

A. 苯巴比妥　　B. 地西泮　　C. 苯妥英钠

D. 地塞米松　　E. 水合氯醛

[93 -94]

患者,男,50岁,半年前诊断为支气管哮喘,间断口服沙丁胺醇4 mg,tid治疗。没有规律用药治疗。近日,因秋冬季节交替,出现明显喘憋,话不成句,出现支气管哮喘急性发作,被紧急送往医院。

93. 该患者应首选的治疗药物是

A. 沙丁胺醇片

B. 布地奈德气雾剂

C. 沙丁胺醇气雾剂

D. 沙美特罗氟替卡松粉吸入剂

E. 异丙托溴铵雾化吸入剂

94. 该患者支气管哮喘的长期维持治疗宜选用

A. 沙丁胺醇片

B. 福莫特罗吸入剂

C. 沙丁胺醇气雾剂

D. 沙美特罗氟替卡松粉吸入剂

E. 茶碱片

[95 -97]

患者,女,62岁,临床诊断为糖尿病、高血压和高血脂。医师处方如下:

药名	剂量	服用方法	服用时间
二甲双胍片	0.25 g×48×3盒	0.5 g,tid,po	餐前
阿卡波糖片	50 mg×30×3盒	50 mg,tid,po	餐中
氯吡格雷片	75 mg×7×4盒	750 mg,qd,po	清晨
氨氯地平片	5 mg×7×4盒	5 mg,tid,po	餐后
辛伐他汀片	20 mg×7×4盒	20 mg,qd,po	睡前

95. 本处方中,给药次数错误的是

A. 二甲双胍　　B. 阿卡波糖　　C. 氯吡格雷
D. 氨氯地平　　E. 辛伐他汀

96. 本处方中,单次给药剂量错误的是
A. 二甲双胍　　B. 阿卡波糖　　C. 氯吡格雷
D. 氨氯地平　　E. 辛伐他汀

97. 本处方中,给药时间错误的是
A. 二甲双胍　　B. 阿卡波糖　　C. 氯吡格雷
D. 氨氯地平　　E. 辛伐他汀

[98-100]

患者,女,58岁,身高163 cm,体重62 kg。既往有高血压、高脂血症及心肌梗死病史。近日因反复胸闷到医院就诊,医师处方为阿司匹林肠溶片、辛伐他汀片、特拉唑嗪片、氨氯地平片、曲美他嗪片、单硝酸异山梨酯注射液。

98. 下列药物中,具有协同降压作用的是
A. 特拉唑嗪片、氨氯地平片、阿司匹林肠溶片
B. 特拉唑嗪片、氨氯地平片、单硝酸异山梨酯注射液
C. 特拉唑嗪片、氨氯地平片、辛伐他汀片
D. 特拉唑嗪片、辛伐他汀片、阿司匹林肠溶片
E. 氨氯地平片、曲美他嗪片、单硝酸异山梨酯注射液

99. 首次用药或停药后重新用药时,应让患者平卧,以免发生眩晕而跌倒的药物是
A. 氨氯地平片　　B. 曲美他嗪片　　C. 阿司匹林肠溶片
D. 特拉唑嗪片　　E. 辛伐他汀片

100. 关于本病例用药注意事项,说法错误的
A. 应注意监护血压变化,防止血压过度降低
B. 患者使用抗血小板聚集药物时,应注意预防出血
C. 单硝酸异山梨酯能扩张血管引起头痛,即使可耐受也必须停药
D. 出现弥漫性肌痛或乏力,同时伴全身不适时,应及时就医
E. 口服阿司匹林肠溶片不要嚼碎服用或掰开服用

[101-104]

患者,女,43岁。近3个月来午后低热,剧烈咳嗽,痰中带血,进食少,乏力,消瘦,应用抗菌素及止咳化痰药物无效,X线检查未见异常,血沉未见增快,痰中找到结核菌,临床诊断为肺结核。

101. 该患者用药过程中,可发生周围神经炎,尤其是嗜酒、糖尿病、肾脏疾病、营养不良的患者,同服维生素B_6可减少其不良反应的抗结核药物是
A. 异烟肼　　B. 利福平　　C. 吡嗪酰胺
D. 乙胺丁醇　　E. 链霉素

102. 是肝药酶强诱导剂,可加速多种药物的代谢如口服避孕药、维拉帕米、普罗帕酮、甲氧苄啶、

口服降血糖药等的抗结核药物是

A. 异烟肼　B. 利福平　C. 吡嗪酰胺

D. 乙胺丁醇　E. 罗红霉素

103. 属于氨基糖苷类药，损害第八对脑神经，可发生肾毒性和耳毒性的抗结核药物是

A. 异烟肼　B. 青霉素　C. 阿米卡星

D. 乙胺丁醇　E. 链霉素

104. 关于本病例合理用药指导意见的说法，错误的是

A. 定期随诊，监测血常规和肝肾功能

B. 全程督导服药，提高用药的依从性

C. 由于增加不良反应，不提倡联合用药

D. 肺结核属于传染病，患者咳嗽、打喷嚏和高声讲话时不能直向旁人

E. 密切接触肺结核患者者应作卡介苗接种

[105－108]

患者，女性，14 岁，3 天前出现尿频、尿急、尿痛、伴腰痛，无寒战，无肉眼血尿，无浮肿。检查结果：T 38.9 ℃，P120 次/分，R20 次/分，BP120/80 mmHg，急性热病容，无皮疹，浅表淋巴结未触及，巩膜不黄，眼睑不肿，心肺无异常，腹平软，下腹部轻压痛，无肌紧张和反跳痛，肝脾未触及，双肾区叩痛（+），双下肢不肿。实验室检查结果：WBC $28.9\times10^9/L$，尿蛋白（+），WBC 多数/高倍，可见脓球和白细胞管型，RBC 5～10/高倍。临床诊断为急性肾盂肾炎。

105. 根据临床诊断，导致该疾病最可能的致病菌为

A. 金黄色葡萄球菌　B. 大肠埃希菌　C. 铜绿假单胞菌

D. 变形杆菌　E. 溶血性链球菌

106. 下列药物中，该患者禁用

A. 呋喃妥因　B. 复方磺胺甲噁唑　C. 左氧氟沙星

D. 庆大霉素　E. 头孢曲松钠

107. 治疗该病例要注意疗程，否则易出现复发，复发指治疗后症状消失，尿菌阴转后，再次出现与上次相同的菌尿的菌种的时间是

A. 2 周内　B. 4 周内　C. 5 周内

D. 8 周内　E. 6 周内

108. 关于患者的用药注意事项和患者教育的说法，错误的是

A. 使用抗菌药物前询问过敏史

B. 服用磺胺类药物时应多喝水

C. 可用头孢氨苄、阿莫西林、TMP/SMZ 等药物

D. 应多休息，少饮水，少排尿

E. 选择对致病菌敏感、不良反应小的抗菌药物

[109－110]

患者，女，55 岁，因反复发作胸骨后疼痛 2 年，伴反酸，胃灼热，间断积食而就诊。食管测压

提示食管下括约肌(LES)压力<6 mmHg,结合胃镜检查结果,临床诊断为胃食管反流病,医师处方奥美拉唑肠溶片 20 mg bid 强化抑酸治疗。

109. 关于奥美拉唑肠溶片用药教育的说法,错误的是

A. 适宜餐前 30 min 服用

B. 应整片吞服

C. 用药后可能出现口干,便秘等不良反应

D. 长期用药后可能会出现维生素 K 缺乏

E. 长期用药后可能会出现骨质疏松

110. 胃食管反流病的治疗应注意调整生活方式。对于本病例患者调整生活方式的说法,错误的是

A. 戒烟酒　　B. 餐中多饮水　　C. 控制体重

D. 避免高脂饮食　　E. 抬高床头

四、多项选择题(共 10 题,每题 1 分,每题的备选项中,有 2 个或 2 个以上符合题意,错选或少选均不得分。)

111. 药学服务的具体工作包括

A. 处方审核　　B. 处方调剂与核对　　C. 参与临床药物治疗

D. 治疗药物监测　　E. 药学信息服务与患者教育

112. 阿司匹林的药理作用是解热镇痛、抗炎抗风湿、抑制血小板凝聚,下列属于重复服用阿司匹林可能导致的后果有

A. 出血　　B. 胃溃疡　　C. 胃痛

D. 体温降低　　E. 血尿酸升高

113. 属于运动员禁用的兴奋剂包括

A. 麻黄碱　　B. 甲睾酮　　C. 呋塞米

D. 奥美拉唑　　E. 普萘洛尔

114. 血液透析患者常用的药物有

A. 磷结合剂　　B. 维生素 D　　C. 铁剂

D. 缓泻药　　E. 抗生素

115. 治疗老年性骨质疏松的药物有

A. 钙制剂　　B. 甲泼尼龙　　C. 维生素 D

D. 人促红素　　E. 双磷酸盐

116. 属于一级信息源的有

A.《中国药学杂志》　　B.《新编药物学》　　C.《中国药学文摘》

D.《中国医院药学杂志》　　E.《中国执业药师杂志》

117. 哺乳期妇女禁用的抗菌药物有

A. 链霉素　　B. 头孢唑林　　C. 磺胺甲噁唑

D. 阿莫西林　　E. 左氧氟沙星

118. 患者,女性,24 岁。医师处方为维 A 酸软膏治疗座疮,药师发药时应该交代的注意事项是

A. 晚上睡前应用

B. 晨起洗漱后可应用

C. 不应该涂敷于皮肤皱褶部位

D. 可与过氧化苯甲酰凝胶早晚交替应用

E. 用药部位应该避免强烈的日光照射

119. 需设立专用仓库储存的药品是

A. 麻醉药品　　B. 一类精神药品　　C. 二类精神药品

D. 医疗用毒性药品　　E. 放射性药品

120. “瘦肉精”中毒的解救方法有

A. 催吐　　B. 洗胃　　C. 导泻

D. 给予美托洛尔　　E. 给予克伦特罗

绝密★启用前

考生姓名	
考生编号	

国家执业药师资格考试最后密押5套卷

药学综合知识与技能试卷(4)

考生注意事项

1. 考生必须严格遵守各项考场规则。

(1)**在考试开考15分钟后不得入场。**

(2)交卷出场时间不得早于考试结束前30分钟。

(3)交卷结束后,不得再进考场续考,也不得在考场附近逗留或交谈。

2. 答题前,考生须在答题卡上填写考生姓名、报考单位和考生编号,同时涂写考试科目和考生编号的信息点。

3. 答案必须按要求涂写在指定的答题卡上,写在其他地方无效。

(1)填涂部分应该按照答题卡上的要求用2B铅笔完成,若要改动,必须用橡皮擦干净。

(2)书写部分必须用(蓝)黑色字迹钢笔、圆珠笔或签字笔在答题卡上作答。字迹要清楚。

4. **考试结束后,将答题卡装入原试卷袋中,试卷交给监考人员。**

药学综合知识与技能试卷(4)

一、最佳选择题(共 40 题,每题 1 分。每题的备选项中,只有 1 个最符合题意。)

1. 下列药物中,能够使患者出现糖代谢紊乱的是

A. 头孢哌酮　　B. 拉氧头孢　　C. 利巴韦林
D. 加替沙星　　E. 尼美舒利

2. 根据《中华人民共和国药典临床用药须知》,在注射前必须做皮肤敏感试验的药物是

A. 红霉素　　B. 氨苄西林　　C. 克林霉素
D. 维生素 K　　E. 万古霉素

3. 化学药与中药的联合应用中,能使异烟肼失去抗菌活性的中成药是

A. 防风通圣散(麻黄碱)　　B. 蛇胆川贝液(苦杏仁苷)　　C. 丹参片(丹参酮)
D. 昆布片(碘)　　E. 六神丸(蟾酥)

4.《中华人民共和国药典》收载的处方属于

A. 法定处方　　B. 医师处方　　C. 协定处方
D. 急诊所方　　E. 普通处方

5. 关于药品码放的说法,错误的是

A. 按药理作用分类码放
B. 经常调换位置码放
C. 相同成分、相同剂型,不同规格的药品应当分开码放
D. 包装相似或读音相似的药品应当分开码放
E. 高危药品货位应当加贴高危药品标识,避免调剂错误

6. 下列归属于政府网站的是

A. www. cpa. org. cn　　B. www. merck. com　　C. www. baidu. com
D. www. google. com　　E. www. cfda. gov. cn

7. 下列药品中,不宜振摇的是

A. 氯化钾注射液　　B. 重组人促红素注射剂　　C. 卡前列甲酯栓剂
D. 甘露醇注射液　　E. 葡萄糖注射液

8. 减少尿酸排泄,引起高尿酸血症的药物是

A. 吲哚美辛　　B. 氢氯噻嗪　　C. 苯溴马隆
D. 丙磺舒　　E. 秋水仙碱

9. 下列白细胞计数中,不正常的是

A. 成人静脉血 $4.3\times10^9/L$　　B. 成人末梢血 $8.0\times10^9/L$　　C. 成人静脉血 $3.0\times10^9/L$
D. 新生儿 $16.0\times10^9/L$　　E. 6 个月 ~2 岁婴幼儿 $11.6\times10^9/L$

10. 痛风时尿沉渣结晶为

A. 草酸盐结晶　　B. 尿酸盐结晶　　C. 磷酸盐结晶

D. 络氨酸结晶　　E. 胆红素结晶

11. 长期服用可致肌酸激酶升高的药物是

A. 伊曲康唑　　B. 阿昔洛韦　　C. 氯丙嗪

D. 异烟肼　　E. 辛伐他汀

12. 除妊娠及哺乳期妇女外，其他禁用伪麻黄碱的人群是

A. 支气管哮喘者　　B. 高尿酸血症者　　C. 甲状腺功能减退者

D. 良性前列腺增生者　　E. 功能性便秘者

13. 下列治疗痤疮的药物中，患者在治疗期间及治疗结束后 1 个月内应避免献血的是

A. 红霉素　　B. 异维 A 酸　　C. 克林霉素

D. 过氧苯甲酰　　E. 米诺环素

14. 8 时口服 5 mg，20 时服 10 mg，可昼夜保持稳定的血药浓度，能够有效控制哮喘发作的药物是

A. 特布他林　　B. 沙丁胺醇　　C. 孟鲁司特

D. 茶碱　　E. 布地奈德

15. 患者，男，身高 180 cm，体重 90 kg，腰围 100 cm，其体重指数(BMI)是

A. 18.0　　B. 20.0　　C. 27.8

D. 30.2　　E. 34.2

16. 某患者输注万古霉素 0.5 g，溶解至 100 mL 生理盐水中，已知每毫升相当滴数为 15 滴，要求滴注时间不得少于 1 h，请问每分钟滴数为

A. 15　　B. 25　　C. 30

D. 35　　E. 40

17. 可与茶叶中的鞣酸结合产生沉淀，饮茶会影响其吸收的药物是

A. 硫酸亚铁　　B. 地西泮　　C. 对乙酰氨基酚

D. 硝苯地平　　E. 硝酸甘油

18. 下列关于脑梗死急性期药物治疗的说法，正确的是

A. 急性脑梗死的溶栓治疗时间窗是 48 h 内

B. 血小板计数 $<100\times10^9/L$ 时应禁用溶栓药

C. 甘油果糖脱水作用较甘露醇强且快

D. 应在使用溶栓药的同时联合使用阿司匹林

E. 应在使用溶栓药的同时联合使用抗凝药

19. 患者，女，32 岁，3 天前因淋雨后出现发热，体温最高达 39 ℃，经实验室和胸片检查，诊断为社区获得性肺炎，无其他基础疾病。可首选的抗菌药物是

A. 头孢拉定　　B. 阿米卡星　　C. 甲硝唑

D. 红霉素　　E. 亚胺培南

20. 对于有睡眠障碍的抑郁症患者，适宜选用的抗抑郁药是

A. 地西泮　　B. 雷美尔通　　C. 米氮平
D. 佐匹克隆　　E. 唑吡坦

21. 患者，男，48 岁，因腮腺炎给予头孢拉定治疗，服用 5 h 后，面部出现皮疹，无其他不适，停药后皮疹消失，重复给予相同剂量头孢拉定再次出现皮疹加重，排除其他疾病可能，该病例用药与不良反应因果关系评价结果是

A. 肯定　　B. 很可能　　C. 可能
D. 可能无关　　E. 无法评价

22. 医师为患者制定合理的药物治疗方案，考虑选择治疗药物的首要标准是

A. 药物治疗的安全性　　B. 药物治疗的有效性　　C. 药物治疗的规范性
D. 药物治疗的经济性　　E. 药物治疗的适宜性

23. 患者，女，临床诊断为高甘油三酯血症，给予非诺贝特微粒型胶囊治疗，正确的用法用量为

A. 0.1 g，tid　　B. 0.2 g，qd　　C. 0.5 g，tid
D. 0.5 g，qd　　E. 0.8 g，bid

24. “亮菌甲素注射液”中加入二甘醇所致的不良反应引发的危害是

A. 肝衰竭　　B. 肾衰竭　　C. 肺衰竭
D. 心脏瓣膜炎　　E. 皮肤过敏

25. 以下药品适宜于冷处贮存但不应冷冻的是

A. 复方氨基酸注射剂　　B. 阿司匹林片　　C. 左氧氟沙星注射剂
D. 硫酸亚铁片　　E. 双歧三联活菌胶囊

26. 患者，男，72 岁，近期发现骨痛，疲乏，驼背。临床诊断为老年性骨质疏松症。该患者不宜选用的药物是

A. 降钙素　　B. 维生素 D　　C. 阿仑膦酸钠
D. 碳酸钙　　E. 雷洛昔芬

27. 患儿，男，12 岁，既往有肺结核病、癫痫史，因咳嗽、急性哮喘就诊，经检查，肺功能下降，心率 50 次/分，应考虑的平喘药是

A. 氟替卡松　　B. 多索茶碱　　C. 孟鲁司特
D. 曲尼司特　　E. 沙丁胺醇

28. 患者，男，59 岁，因多尿，下肢浮肿就诊，体征和实验室检查，体重指数（BMI）23.3，餐前血糖 7.6 mmol/L，餐后血糖 14.6 mmol/L，糖化血红蛋白（HbALc）7.9%，血清 C 肽 0.2 μg/L，建议服用

A. 格列比嗪　　B. 吡格列酮　　C. 二甲双胍
D. 格列本脲　　E. 格列齐特

29. 血糖仪的选购和使用注意事项不正确的是

A. 应选择经过药品监督管理部门注册批准的产品
B. 使用前应仔细阅读使用说明书，在专业人员指导下使用
C. 更换新批号试条时，一定要先用制造商提供的校准试条或质控液进行校准后再测血糖

D. 患者购买和使用时,一定要注意标签上的有效期,并注意按规定温度保存

E. 血糖试条可以和任何的血糖仪一起使用

30. 患者,男,60 岁,呈典型的“面具脸”“慌张步态”及“小字症”表现,确诊为帕金森病,患者同时患有闭角型青光眼。不宜选用的治疗帕金森病的药物是

A. 左旋多巴　B. 普拉克索　C. 多奈哌齐

D. 司来吉兰　E. 金刚烷胺

31. 孕妇患急性肾盂肾炎应首选

A. 青霉素　B. 氨苄青霉素　C. 红霉素

D. 四环素　E. 庆大霉素

32. 痛风急性期不宜用的非甾体抗炎药为

A. 对乙酰氨基酚　B. 布洛芬　C. 尼美舒利

D. 吲哚美辛　E. 阿司匹林

33. 患者,男,实验室检查:血红蛋白 105 g/L,临床诊断为缺铁性贫血,医师处方口服硫酸亚铁片。下列向患者交代的用药注意事项,错误的是

A. 不宜与钙剂同时服用

B. 宜空腹服用

C. 宜同时补充维生素 C

D. 不宜同时进食牛奶和蛋类

E. 避免应用抑酸药

34. 患者,女,21 岁,未婚,患有甲状腺功能亢进症,应用丙硫氧嘧啶 150 mg,tid 治疗四个月后,出现体重增加、乏力、怕冷、突眼加重,治疗方案应调整为

A. 加大丙硫氧嘧啶用量

B. 丙硫氧嘧啶减量并加甲状腺素片

C. 换用另一种抗甲状腺药物

D. 放射性^{131}I 治疗

E. 手术治疗

35. 关于药品不良反应的预防原则,说法错误的是

A. 了解患者及家族的药物和食物等过敏史

B. 注意特殊人群用药

C. 药品品种应合理,尽量联合用药

D. 慎用新药,严密观察其用药过程

E. 定期监测肝、肾功能

36. 下列关于肺炎的用药注意事项,说法错误的是

A. 肺炎的抗菌药物治疗应尽早进行,一旦怀疑为肺炎应立即给予首剂抗菌药物

B. 肺炎的药物治疗应避免使用抗生素,其他药物无效时再考虑使用抗生素

C. 观察疗效,抗菌药物治疗后 48 ~72 h 应对病情进行评价

D. 体温正常 48 ~ 72 h，无肺炎任何一项临床不稳定征象可停用抗菌药物

E. 高危人群可注射流感疫苗和肺炎球菌疫苗，肺炎疫苗可以在全年任何时间接种，也可以与流感疫苗同时接种，使用不同的注射器在不同部位接种

37. 下列药物中，属于癌症治疗第二阶梯止痛药物的为

A. 对乙酰氨基酚　B. 二氢可待因　C. 羟考酮

D. 哌替啶　E. 美沙酮

38. 痛风者急性关节炎期常见单个关节出现红肿、热痛，最常见的部位是

A. 趾关节　B. 颈椎关节　C. 胸椎关节

D. 腰椎关节　E. 膝关节

39. 哺乳期妇女首选的避孕方法为

A. 皮下埋植剂　B. 宫内节育器　C. 长效避孕药

D. 安全期避孕法　E. 阴茎套

40. 阿片类药物的中毒，禁用

A. 氨茶碱　B. 阿扑吗啡　C. 阿托品

D. 乙酰半胱氨酸　E. 谷胱甘肽

二、配伍选择题（共 50 题，每题 1 分，题目分为若干组，每组题目对应同一组备选项，备选项可重复选用，也可不选用，每题只有一个备选项最符合题意。）

[41 – 42]

A. 1 日常用量　B. 3 日常用量　C. 7 日常用量

D. 15 日常用量　E. 30 日常用量

41. 门诊处方一般不超过几日

42. 急诊处方一般不超过几日

[43 – 44]

A. 软膏剂　B. 泡腾片　C. 咀嚼片

D. 阴道栓　E. 滴丸

43. 用于中和胃酸时，宜在餐后 1 ~ 2 h 服用的剂型是

44. 在给药后 1 ~ 2 h 内尽量不排尿，以免影响药效的剂型是

[45 – 47]

A. 早晨服　B. 餐后服　C. 餐前服

D. 睡前服　E. 餐中服

45. 为了避免夜间排尿次数过多影响休息，利尿剂呋塞米宜于

46. 为了减少胃黏膜刺激、出血，非甾体抗炎药美洛昔康宜

47. 为了使药用作用与胆固醇合成高峰期同步，调节血脂药辛伐他汀宜于

[48 – 50]

A. 青霉素 + 丙磺舒　B. 四环素 + 硫酸亚铁　C. 多潘立酮 + 维生素 C

D. 西咪替丁 + 格列本脲　E. 阿司匹林 + 甲苯磺丁脲

48. 竞争自肾小管排泄，延长半衰期的是

49. 血浆蛋白结合置换作用而危及安全用药的是

50. 影响肝药酶代谢，增强药物作用而危及安全用药的是

[51－52]

A. 格列本脲　　B. 硫酸亚铁　　C. 维生素 D

D. 西咪替丁　　E. 左旋多巴

51. 服药期间饮酒可引起低血糖反应的是

52. 服药期间进食脂肪可促进吸收的药品是

[53－55]

A. 中性粒细胞增多　　B. 中性粒细胞减少　　C. 嗜酸性粒细胞增多

D. 单核细胞增多　　E. 淋巴细胞增多

53. 百日咳、传染性单核细胞增多症、结核病、水痘、麻疹、风疹引起的是

54. 急性化脓性感染如扁桃体炎、阑尾炎、中耳炎等引起的是

55. 亚急性细菌性心内膜炎引起的是

[56－58]

A. 右美沙芬　　B. 安乃近　　C. 对乙酰氨基酚

D. 氯苯那敏　　E. 伪麻黄碱

56. 收缩鼻腔黏膜血管，减轻鼻充血的药品是

57. 对以打喷嚏、流鼻涕为主的患者，有一定镇静作用的药品是

58. 5 岁以下儿童高热时紧急退热，可应用

[59－60]

A. 对乙酰氨基酚　　B. 氯苯那敏　　C. 伪麻黄碱

D. 布洛芬　　E. 氨溴索

59. 从事驾车、高空作业的患者不宜服用的药物是

60. 服药期间饮酒，最容易出现肝损伤的药物是

[61－62]

A. 1 天　　B. 3 天　　C. 5 天

D. 7 天　　E. 10 天

61. 自我药疗时，解热镇痛药用于解热，连续用药时间不宜超过

62. 自我药疗时，抗真菌药用于阴道炎，连续用药时间不宜超过

[63－64]

A. 右美沙芬　　B. 羧甲司坦　　C. 可待因

D. 苯丙哌林　　E. 氟喹诺酮

63. 干咳无痰首选的药物是

64. 痰多并伴阻塞呼吸道症状的应选用

[65 - 67]

A. 雷尼替丁　B. 奥美拉唑　C. 阿米替林

D. 度洛西汀　E. 氟西汀

65. 属于5 - 羟色胺再摄取抑制剂的药品是

66. 属于5 - 羟色胺及去甲肾上腺素再摄取抑制剂的药品是

67. 属于三环类抗抑郁药的是

[68 - 70]

A. 呋塞米　B. 甲睾酮　C. 哌替啶

D. 苯丙胺　E. 哌唑嗪

68. 促进肌肉发达,增加爆发力的兴奋剂是

69. 振奋精神,增加供氧能力的兴奋剂是

70. 利尿脱水,急速降低体重的兴奋剂是

[71 - 72]

A. (131 ~ 172) g/L　B. 20% ~ 40%　C. $(4.0 \sim 10.0) \times 10^9$/L

D. $(3.5 \sim 10.0) \times 10^9$/L　E. 50% ~ 70%

关于血常规检查

71. 成人末梢血白细胞值的参考范围为

72. 中性粒细胞在白细胞计数所占比例为

[73 - 74]

A. 肝肠循环

B. 肾毒性小、肝代谢的药物

C. 肝毒性小、肾代谢的药物

D. 肝肾双通道排泄的药物

E. 首关消除的药物

73. 肝功能不全的患者应选择

74. 肾功能不全的患者应选择

[75 - 77]

A. 索利那新　B. 哌唑嗪　C. 特拉唑嗪

D. 度他雄胺　E. 呱仑西平

75. 减轻前列腺张力和膀胱出口梗阻的药物是

76. 抑制前列腺内双氢睾酮水平,达到降低雄激素水平,提高最高尿流率的药物是

77. 不良反应是口干、尿潴留的药物是

[78 - 81]

A. 吉非贝齐　B. ω - 3 脂肪酸　C. 普罗布考

D. 辛伐他汀　E. 烟酸

78. 主要降 TC 兼降甘油三酯(TG)的药物为

79. 主要降 TG 兼降 TC 的药物为
80. 降 TG 的药物为
81. 属 B 族维生素，用量较大时有调节血脂作用，为目前升高 HDL－C 水平较为有效的药物为

[82－84]

A. 庆大霉素　B. 山莨菪碱　C. 泛昔洛韦
D. 双歧杆菌　E. 洛哌丁胺

82. 病毒性腹泻宜选用
83. 肠道菌群失调性腹泻宜选用
84. 腹痛较重或反复呕吐腹泻宜选用

[85－87]

A. 叶酸＋维生素 B_{12}　B. 富马酸亚铁　C. 维生素 K_1
D. 甲磺酸去铁胺　E. 亚叶酸钙

85. 对缺铁性贫血者应选用
86. 对由营养不良、婴儿期所致的恶性贫血者应选用
87. 对由甲氨蝶呤所引发的贫血者，宜合并应用

[88－90]

A. 出血性膀胱炎　B. 心脏毒性　C. 溶血性尿毒症
D. 肺纤维化　E. 过敏反应

以上为抗肿瘤药物的不良反应。

88. 蒽醌类药物主要有
89. 环磷酰胺主要有
90. 博来霉素主要有

三、综合分析题（共 20 题，每题 1 分，题目分为若干组，每组题目基于同一临床情景、病例、实例或者案例的背景信息逐题展开，每题的备选项中，只有 1 个最符合题意。）

[91－93]

患者，女，52 岁，两个月来出现发热、盗汗、乏力、消瘦、鼻出血等症状，检查发现左侧锁骨上浅表淋巴结肿大，临床诊断为恶性淋巴瘤。

91. 根据临床诊断，该患者应选用的药物是
A. 环磷酰胺　B. 阿昔洛韦　C. 齐多夫定
D. 辛伐他汀　E. 奥美拉唑

92. 作为药师，应告知患者用药过程中出现的不良反应是
A. 肺纤维化　B. 耳毒性　C. 心脏毒性
D. 膀胱炎　E. 肾毒性

93. 处理治疗过程中引起的恶心、呕吐，常用的药物是
A. 甲氧氯普胺　B. 多潘立酮　C. 昂丹司琼
D. 奥美拉唑　E. 莫沙必利

[94 - 96]

患者,女,50 岁,体重 60 kg,因咳嗽、咳痰伴发热,查体:体温 38.5 ℃、双肺可闻及湿性啰音,查血常规提示:WBC 12.4×10^9/L,胸片 X 线检查提示:斑片状浸润性阴影,给予左氧氟沙星片(规格:0.5 g/片)经验性治疗。左氧氟沙星片说明书内容显示(注:摘录):常用剂量为 250 mg 或 500 mg或 750 mg,每 24 小时口服一次,肌酐清除率≥50 mL/min 时不需要调整剂量,根据感染情况,按照表所示服用;肌酐清除率 <50 mL/min 时,需要调整剂量,详见表 2。

表 1　肾功能正常患者的剂量

感染类型	每 24 小时剂量	疗程/天
医院获得性肺炎	750 mg	7 ~ 14
社区获得性肺炎	500 mg	7 ~ 14
急性细菌性鼻窦炎	500 mg	10 ~ 14
复杂性尿路感染	250 mg	3

表 2　肾功能不全患者的剂量调整

肾功能正常患者每 24 小时的剂量	肌酐清除率 ≥50 mL/min	肌酐清除率 20 ~ 49 mL/min	肌酐清除率 10 ~ 19 mL/min
750 mg	不需要调整	每 48 小时 750 mg	首剂 750 mg,此后每 48 小时 500 mg
500 mg	不需要调整	首剂 500 mg,此后每 24 小时 250 mg	首剂 500 mg,此后每 48 小时 250 mg
250 mg	不需要调整	不需要调整	每 48 小时 250 mg

94. 该患者的肾功能正常,左氧氟沙星的给药剂量为

A. 1.5 片,qd　　B. 1 片,qd　　C. 1/2 片,qd

D. 1 片,bid　　E. 1/2 片,bid

95. 成年男性的肌酐清除率计算公式:Ccr = (140 - 年龄) × 体重/(0.814 × Cr),成人女性的肌酐清除率为男性的 0.85,若该患者入院后查肾功能提示血肌酐(Cr)120 μmol/L,该患者的肌酐清除率约为

A. 70 mL/min　　B. 65 mL/min　　C. 55 mL/min

D. 47 mL/min　　E. 45 mL/min

96. 根据该患者计算所得的肌酐清除率,左氧氟沙星的剂量应调整为

A. 1 片半,qd　　B. 1 片,qd

C. 半片,qd　　D. 首剂 1 片,此后每 24 小时半片

E. 首剂 1 片半,此后每 48 小时 1 片

[97 - 99]

某男性,39 岁,髋关节置换术后 7 天,患者右侧下肢肿胀、疼痛,抬高患肢后可好转,临床诊断为下肢深静脉血栓形成。

97. 根据临床诊断,该患者不宜选用的药物为

A. 肝素　　B. 华法林　　C. 氯吡格雷

D. 利伐沙班　　E. 阿替普酶

98. 下列药物中，可以减弱华法林抗凝作用的是

A. 阿司匹林　　B. 布洛芬　　C. 抗菌药物

D. 糖皮质激素　　E. 阿替普酶

99. 关于患者用药注意事项的说法，错误的是

A. 掌握药物剂量，按时服药

B. 假如忘服 1 次华法林，当日记起则及时补服

C. 如果漏服数天，就必须按照停药后重新开始用药

C. 抗菌药物可增强华法林的抗凝作用

D. 大蒜、洋葱、葡萄柚可增强华法林的抗凝作用

E. 使用华法林后如出现出血现象，如 INR 值正常，不需立即就医

[100－102]

患者，男，48 岁，身高 175 cm，体重 85 kg，其父亲有糖尿病病史多年，患者近日自觉口渴，体检发现尿糖阳性，空腹血糖 9.2 mmol/L，餐后两小时血糖 16.8 mmol/L。

100. 根据临床表现，此病人最可能的诊断为

A. 1 型糖尿病　　B. 2 型糖尿病　　C. 甲状腺功能亢进症

D. 肥胖症　　E. 库欣综合征

101. 作为药师，请确定首选的治疗药物是

A. 双胍类降糖药　　B. 磺酰脲类降糖药　　C. α－葡萄糖苷酶抑制剂

D. 胰岛素　　E. 噻唑烷二酮类胰岛素增敏剂

102. 所选择药物的主要不良反应为

A. 肝功异常　　B. 心力衰竭　　C. 头痛

D. 体重增加　　E. 乳酸性酸中毒

[103－105]

患者，男，58 岁，晚饭后 5 h 突发左脚第 1 跖趾关节剧痛，3 h 后局部出现红、肿、热、痛和活动困难。检查结果：血尿酸为 500 mol/L，足部 X 线非特征性软组织肿胀，临床诊断为痛风。

103. 根据临床诊断及表现，该患者首选的药物为

A. 丙磺舒　　B. 别嘌醇　　C. 苯溴马隆

D. 秋水仙碱　　E. 泼尼松

104. 为缓解患者剧痛，应首选

A. 布洛芬　　B. 对乙酰氨基酚　　C. 尼美舒利

D. 阿司匹林　　E. 吗啡

105. 关于患者的健康教育的说法，错误的是

A. 应告知痛风患者，坚持长期治疗，减少痛风反复发作

B. 避免摄入高嘌呤食物

C. 戒烟限酒

D. 增加酸性食物的摄取

E. 每日饮水 2000 ~ 3000 mL，防止发生肾结石

[106 - 108]

患者，女，32 岁，3 年来月经量多，乏力、心悸，面色苍白。检查结果：血红蛋白 80 g/L，呈小细胞低色素性贫血，白细胞 7×10^9/L，血小板 120×10^9/L，血清铁 300 μg/L。

106. 根据临床表现，该患者诊断为

A. 缺铁性贫血　　B. 巨幼红细胞性贫血　　C. 溶血性贫血

D. 再生障碍性贫血　　E. 白血病

107. 根据临床诊断，请药师确定首选的治疗是

A. 输血　　B. 维生素 B_{12} 肌内注射　　C. 硫酸亚铁口服

D. 右旋糖酐铁肌注　　E. 骨髓移植

108. 关于铁剂的说法，正确的是

A. 正常人维持体内铁平衡需要每天从食物摄取铁 2 ~ 2.5 mg

B. 尽量空腹服用亚铁盐，以促进吸收

C. 钙剂可促进铁剂吸收

D. 碳酸氢钠抑制铁剂吸收

E. 缺铁性贫血者铁剂的吸收率为 45%

[109 - 110]

患者，男，28 岁，间断上腹痛 5 年，表现为餐后痛，约 1 ~ 2 h 缓解，以冬春季多发，检查：Hp 阳性，临床诊断为胃溃疡。

109. 根据临床诊断，下列不属于该患者使用的药物有

A. 兰索拉唑　　B. 氢氧化铝　　C. 氯化钾片

D. 法莫替丁　　E. 胶体果胶铋

110. 长期应用会影响钙吸收，引起骨质疏松，建议用枸橼酸钙补钙的药物是

A. 奥美拉唑　　B. 氢氧化铝　　C. 西咪替丁

D. 法莫替丁　　E. 枸橼酸铋钾

四、多项选择题（共 10 题，每题 1 分，每题的备选项中，有 2 个或 2 个以上符合题意，错选或少选均不得分。）

111. 用药咨询是应用药师所掌握的药学知识和药品信息，包括药理学、药效学、药动学、毒理学、商品学、药品不良反应安全信息等，承接公众对药物治疗和合理用药的咨询服务。下列属于药师面向护士的用药咨询内容有

A. 药物的适宜溶剂　　B. 药物的稀释容积　　C. 药物滴注速度

D. 药物的配伍禁忌　　E. 替代治疗方案

112. 白细胞是血液中有形成分的重要组成部分，呈球形的无色有核细胞，是机体抵御病原微生物等异物入侵的重要防线，血液循环中的白细胞包括

A. 中性粒细胞　　B. 嗜酸性粒细胞　　C. 嗜碱性粒细胞

D. 单核细胞　　E. 淋巴细胞

113. 以下有关一级信息源的叙述，正确的是

A. 一级信息源即原始文献

B. 一级信息源是期刊的主要信息源

C. 一级信息源信息量大

D. 一级信息源周期短、报道快

E. 一级信息源内容包括实验研究

114. 下列药物中，属于哺乳期妇女禁用的抗菌药物有

A. 诺氟沙星　　B. 米诺环素　　C. 链霉素

D. 阿莫西林　　E. 头孢哌酮

115. 药物警戒是指发现、评价、认识和预防药品不良作用或其他任何与药物相关问题的科学研究活动，下列属于药物警戒工作内容的是

A. 药物的滥用与误用

B. 药品不良反应监测

C. 急、慢性中毒的病例报告

D. 与药物相关的病死率的评价

E. 用药失误或缺乏有效性的报告

116. 新药临床试验包括四期，下列有关说法正确的是

A. 新药在上市前必须经过 4 期临床试验

B. Ⅰ期临床试验属于初步的临床药理学及人体安全性评价试验阶段，试验对象主要为目标适应证患者

C. Ⅱ期临床试验属于治疗作用的初步评价阶段，初步评价药物对目标适应证患者的治疗作用和安全性

D. Ⅲ期临床试验是新药得到批准生产后进行的扩大的临床试验阶段。进一步验证药物对目标适应证患者的治疗作用和安全性

E. 上市后的临床试验称为药品临床再评价阶段

117. 在社区获得性肺炎的经验治疗中，重症患者可选用的抗菌药物联合治疗方案有

A. 头孢曲松 + 阿奇霉素

B. 左氧氟沙星 + 阿奇霉素

C. 头孢哌酮舒巴坦 + 克拉霉素

D. 头孢他啶 + 甲硝唑

E. 万古霉素 + 美罗培南

118. 关于血糖仪的使用，下列说法正确的为

A. 血糖试纸必须和其适配的血糖仪一起使用

B. 血糖试纸有使用期限

C. 水肿或感染的部位不宜采血

D. 海拔高度对血糖仪的检测结果无影响

E. 定期对仪器进行校正,检查血糖仪的准确性

119. 以下药物中,适宜处置蛇类咬伤的药物是

A. 氯丙嗪　　B. 吗啡　　C. 新鲜半边莲

D. 胰蛋白酶　　E. 单价抗毒血清

120. 毒物的特效拮抗剂分为物理性、化学性和生理性三类,下列属于生理性拮抗的情况有

A. 牛乳沉淀重金属

B. 弱酸中和强碱

C. 弱碱中和强酸

D. 阿托品拮抗有机磷中毒

E. 毛果芸香碱拮抗颠茄碱中毒

绝密★启用前

考生姓名	
考生编号	

国家执业药师资格考试最后密押5套卷

药学综合知识与技能试卷(5)

考生注意事项

1. 考生必须严格遵守各项考场规则。

(1)**在考试开考15分钟后不得入场。**

(2)交卷出场时间不得早于考试结束前30分钟。

(3)交卷结束后,不得再进考场续考,也不得在考场附近逗留或交谈。

2. 答题前,考生须在答题卡上填写考生姓名、报考单位和考生编号,同时涂写考试科目和考生编号的信息点。

3. 答案必须按要求涂写在指定的答题卡上,写在其他地方无效。

(1)填涂部分应该按照答题卡上的要求用2B铅笔完成,若要改动,必须用橡皮擦干净。

(2)书写部分必须用(蓝)黑色字迹钢笔、圆珠笔或签字笔在答题卡上作答。字迹要清楚。

4. **考试结束后,将答题卡装入原试卷袋中,试卷交给监考人员。**

药学综合知识与技能试卷(5)

一、最佳选择题(共40题,每题1分。每题的备选项中,只有1个最符合题意。)

1. 以下所列药学服务的对象中,药学服务的重要人群是

A. 患者　B. 广大公众　C. 药品消费者
D. 医药护人员　E. 特殊体质者、小儿、老年人、妊娠及哺乳妇女等

2. 下列哪条是处方法律意义的正确提法

A. 因处方引起的差错或造成医疗事故时,医师或药师应负的法律责任
B. 因开具处方引起医疗纠纷时,以明确医师的法律责任
C. 调配处方错误而引起医疗纠纷时,以明确药师的法律责任
D. 因处方是药品消耗及支出后经济收入的凭据,备查经济上的法律责任
E. 处方是医师、药师、护士为患者开方调配和给药是否正确的法律依据

3. 下列不属于药历内容的是

A. 患者基本信息　B. 用药评价　C. 临床诊断要点
D. 用药记录　E. 患者知情同意书

4. 患者到药店购买"扑尔敏片",药师应给予

A. 氯苯那敏片　B. 阿昔洛韦片　C. 更昔洛韦片
D. 奥司他韦片　E. 苯海拉明片

5. "四查十对"的内容不包括

A. 查处方,对科别、姓名、年龄
B. 查药品,对药名、剂型、规格、数量
C. 查合理用药,对临床诊断
D. 查配伍禁忌,对药品性状、用法用量
E. 查药物相互作用,对药品包装、使用方法

6. 食管癌患者,给予顺铂、氟尿嘧啶、表柔比星、依托泊苷治疗,此处方应评定为

A. 有禁忌证用药　B. 无适应证用药　C. 过度治疗用药
D. 联合用药不适宜　E. 无正当理由超适应证用药

7. 在酸性条件下可形成结晶尿,易出现尿闭和血尿,不宜与食醋同时服用的药物是

A. 磺胺嘧啶　B. 别嘌醇　C. 诺氟沙星
D. 阿仑膦酸钠　E. 硫糖铝

8. 青霉素钠注射剂的皮肤敏感试验药物浓度应为

A. 100 U/mL　B. 250 U/mL　C. 500 U/mL
D. 750 U/mL　E. 1000 U/mL

9. 将0.5 g氨茶碱注射液加到5%葡萄糖注射液250 mL中,临床要求给药速度是60 mg/h,输注速度是

A. 10 mL/h　B. 30 mL/h　C. 20 mL/h
D. 60 mL/h　E. 83.3 mL/h

10. 与一、二级信息源相比,三级信息源的优点是

A. 内容广泛,使用方便　　B. 内容准确,没有偏倚　　C. 内容更新,快速准确
D. 作者转录数据准确　　E. 提供内容全面细致

11. 配制10%葡萄糖注射液500 mL,现用50%和5%葡萄注射液混合,应当分别量取
A. 50%葡萄糖注射液56 mL和5%葡萄糖注射液444 mL
B. 50%葡萄糖注射液72 mL和5%葡萄糖注射液428 mL
C. 50%葡萄糖注射液85 mL和5%葡萄糖注射液415 mL
D. 50%葡萄糖注射液94 mL和5%葡萄糖注射液406 mL
E. 50%葡萄糖注射液106 mL和5%葡萄糖注射液394 mL

12. 下列关于药师交代给药途径和给药方法的说法,错误的是
A. 活菌制剂不能用超过40 ℃的水送服
B. 肠溶片要整片吞服,不宜嚼碎服用
C. 栓剂是外用制剂,不可口服
D. 泡腾片可以溶解于温开水后服用,也可以作为咀嚼片服用
E. 缓释片(胶囊)、控释片(胶囊)等剂型,需建议患者整片(粒)吞服

13. 药物剂型选择与临床疗效的关系非常密切,而药物剂型的选择与给药途径也密切相关。轻症、慢性疾病适宜选用的给药途径是
A. 外用给药　　B. 口服给药　　C. 腔道给药
D. 肌内注射　　E. 静脉滴注

14. 金羚感冒片、速克感冒片、复方感冒片中含有的共同化学药物是
A. 贝诺酯　　B. 维生素C　　C. 阿司匹林
D. 乙酰水杨酸　　E. 马来酸氯苯那敏

15. 下列属于易经乳汁分泌的药物的特性是
A. 蛋白结合率高的药物　　B. 弱酸性药物　　C. 脂溶性高的药物
D. 分子量大的药物　　E. 极性强的药物

16. 根据新版《药品经营质量管理规范》,药库内的湿度是
A. 35%~55%　　B. 35%~60%　　C. 35%~65%
D. 35%~70%　　E. 35%~75%

17. 不得在市场进行销售的药品是
A. 麻醉药品　　B. 生物制品　　C. 兴奋剂
D. 医疗机构制剂　　E. 精神药品

18. 下列药物中,可以导致嗜酸性粒细胞增多的是
A. 头孢呋辛　　B. 甲泼尼龙　　C. 泼尼松龙
D. 维生素B_1　　E. 坎地沙坦

19. 出现粪便黑色,有光泽,且粪便隐血试验呈阳性症状时,首先考虑的疾病是
A. 阿米巴痢疾　　B. 过敏性肠炎　　C. 痔疮、肛裂
D. 胃、十二直肠溃疡伴出血　　E. 抗生素相关性腹泻

20. 可以导致血胆固醇增高的药品是
A. 氟伐他汀　　B. 氯氮平　　C. 非诺贝特
D. 二甲双胍　　E. 吗啡

21. 5岁以下儿童高热,紧急退热时可用
A. 对乙酰氨基酚　　B. 阿苯片　　C. 贝诺酯

D. 布洛芬　　E. 20%安乃近溶液

22. 服用后容易引起结晶尿，药师应告知患者多饮水的药物是
A. 红霉素　　B. 头孢呋辛　　C. 磺胺甲噁唑
D. 阿奇霉素　　E. 阿莫西林

23. 老年人服用常规剂量的口服制剂镇痛效果不佳，导致神经毒性，应避免使用的药物是
A. 哌替啶　　B. 甲氧氯普胺　　C. 格列本脲
D. 氯苯那敏　　E. 呋喃妥因

24. 可引起尿血红蛋白阳性的药物是
A. 布洛芬　　B. 氯霉素　　C. 吲哚美辛
D. 氢氯噻嗪　　E. 氯氮平

25. 患者，男，54岁，患有高血压、糖尿病和牙周炎，服用氢氯噻嗪、氨氯地平、二甲双胍、阿卡波糖和甲硝唑。该患者近日中暑后服用藿香正气水（含有乙醇），出现面部潮红、头痛、眩晕等症状，引起该症状的药物配伍是
A. 氢氯噻嗪和藿香正气水　　B. 氨氯地平和藿香正气水　　C. 二甲双胍和藿香正气水
D. 阿卡波糖和藿香正气水　　E. 甲硝唑和藿香正气水

26. 患者，男，69岁，既往有血脂异常，肝功正常，患者连续服用氟伐他汀和非诺贝特5个月，检测肝功能 ALT 142 U/L（参考值 <40U/L），AST 126（参考值 <40 U/L），磷酸激酶 CK 200 U/L（参考值 25 U/L～200 U/L），依据上述复查结果判断患者
A. 肌肉毒性　　B. 肝脏毒性　　C. 心脏毒性
D. 肾脏毒性　　E. 肺脏毒性

27. 直接吞服可能导致患者窒息的剂型是
A. 分散片　　B. 滴丸剂　　C. 肠溶片
D. 舌下片　　E. 泡腾片

28. 患者，男，45岁，患有高血压，因感冒发热、咽痛、流鼻涕到药店买药，药师不应推荐的药物是
A. 复方酚咖伪麻胶囊　　B. 维C银翘片　　C. 速克感冒片
D. 速感宁胶囊　　E. 对乙酰氨基酚片

29. 若某药的成人剂量是每次500 mg，那么一个体重35 kg的儿童按体表面积计算，每次服用剂量约为
A. 350 mg　　B. 250 mg　　C. 300 mg
D. 400 mg　　E. 150 mg

30. 患者，女，1岁6个月，因感冒发热到医院就诊，医生处方对乙酰氨基酚滴剂，药师误发对乙酰氨基酚片，患者家属拿到药品后不知如何使用，故询问药师，此时药师发现发错药了，针对该类型差错，有效的防范措施是
A. 采用电子处方系统　　B. 双人核对
C. 使用药品通用名　　D. 采用两种方式核对患者身份
E. 交代药品贮存条件

31. 哺乳期妇女患泌尿道感染时，既可有效地治疗乳母泌尿道感染，又可减少对婴儿的危害，应选用
A. 磺胺嘧啶　　B. 氨苄西林　　C. 诺氟沙星
D. 氯霉素　　E. 米诺环素

32. 老年人的肾单位仅为年轻人的一半，影响药物的排泄，当老年人使用经肾排泄的常量药物

时，易蓄积中毒的药物有

A. 地高辛　　B. 阿司匹林　　C. 青霉素

D. 维生素 B_1　　E. 地西泮

33. 判别"大三阳"区别于"小三阳"的主要检查项目是

A. 抗 - HBs(+)　　B. 抗 - HBc(+)　　C. 抗 - HBe(+)

D. HBeAg(+)　　E. HBsAg(+)

34. 下列药物中，不可用于短暂性脑缺血发作治疗的是

A. 阿司匹林　　B. 双嘧达莫　　C. 巴曲酶

D. 华法林　　E. 尿激酶

35. 左旋多巴是治疗帕金森症的药物，下列关于患者教育的合理性，正确的是

A. 避免同时进食蛋白质类食物

B. 同时补充蛋白质类食物

C. 避免同时进食淀粉类食物

D. 避免同时进食脂肪类食物

E. 同时补充脂肪类食物

36. 以下药物中，不属于 WHO 划定的一线抗结核药物是

A. 链霉素　　B. 异烟肼　　C. 利福平

D. 吡嗪酰胺　　E. 乙胺丁醇

37. 患者，男，48 岁，反复发作关节疼痛，临床诊断为骨性关节炎，首选的药物是

A. 布洛芬　　B. 对乙酰氨基酚　　C. 曲马多

D. 糖皮质激素　　E. 透明质酸钠

38. 患者，女，49 岁，近来感觉乏力、头昏、心悸、失眠、记忆力下降，检查可见舌面光滑呈"牛肉样舌"，临床诊断为巨幼红细胞贫血，应选用的药物是

A. 叶酸 + 维生素 B_{12}　　B. 富马酸亚铁　　C. 维生素 K_1

D. 甲磺酸去铁胺　　E. 亚叶酸钙

39. 胃食管反流病患者应避免服用的药物是

A. 阿司匹林　　B. 阿仑膦酸盐　　C. 特拉唑嗪

D. 美托洛尔　　E. 多潘立酮

40. 苯二氮䓬类药物过量或者中毒，特异性解救药物是

A. 氟奋乃静　　B. 新斯的明　　C. 碘解磷定

D. 氟马西尼　　E. 尼可刹米

二、配伍选择题（共 50 题，每题 1 分，题目分为若干组，每组题目对应同一组备选项，备选项可重复选用，也可不选用，每题只有一个备选项最符合题意。）

[41 - 43]

A. 无适应证用药　　B. 超适应证用药　　C. 有禁忌证用药

D. 过度治疗用药　　E. 盲目联合用药

41. 双氯芬酸用于治疗有消化道溃疡的患者镇痛，属于

42. 二甲双胍用于非 2 型糖尿病减肥，属于

43. 黄体酮用于治疗输尿管结石症，属于

[44 - 46]

A. 颅内压升高与青光眼　　B. 子痫　　C. 急性皮炎

D. 导泻　　E. 慢性胆囊炎

44. 甘露醇注射剂静注用于

45. 硫酸镁肌内注射用于

46. 口服硫酸镁用于

[47－49]

A. 急性肾衰竭　　B. 膀胱颈梗阻　　C. 低血糖

D. 低血钾、低血压　　E. 粒细胞减少

47. 中成药中含氯苯那敏成分重复应用时,可致

48. 中成药中含格列本脲成分重复应用时,可致

49. 中成药中含氢氯噻嗪成分重复应用时,可致

[50－52]

A. 敏感化作用　　B. 拮抗作用　　C. 协同作用

D. 增加毒性　　E. 增加疗效

50. 氢氯噻嗪阻断甲苯磺丁脲的促胰岛素分泌作用,属于

51. 他唑巴坦抑制β－内酰胺酶使头孢噻肟免受破坏,属于

52. 磷霉素使细菌细胞壁受损变薄利于阿莫西林进入菌体,属于

[53－54]

A. 西咪替丁　　B. 奥美拉唑　　C. 西酞普兰

D. 卡马西平　　E. 洛伐他汀

53. 属于肝药酶 CYP3A4 抑制剂的是

54. 属于肝药酶 CYP2C19 抑制剂的是

[55－57]

A. 泡腾片　　B. 舌下片　　C. 气雾剂

D. 缓释片　　E. 透皮贴剂

55. 严禁直接服用或口服的剂型是

56. 应整片吞服,不要咀嚼或者掰碎的剂型是

57. 服用后 30 min 内不宜进食或饮水的剂型是

[58－59]

A. 泼尼松龙　　B. 奥利司他　　C. 氟伐他汀

D. 多潘立酮　　E. 吲哚美辛

58. 适宜清晨服用的是

59. 适宜餐中服用的是

[60－62]

A. 水杨酸

B. 口服避孕药、雄激素和蛋白同化类固醇

C. 异烟肼、甲氨蝶呤、苯妥英钠

D. 甲氨蝶呤、烟酸、维生素 A

E. 氯丙嗪、三环类抗抑郁药

60. 可导致药物性脂肪肝的药物是

61. 可导致肝纤维化和肝硬化的药物是

62. 可能导致肝脏肿瘤的药物是

[63 - 64]

A. 特布他林　　B. 甲氨蝶呤　　C. 环磷酰胺

D. 骨化三醇　　E. 葡萄糖酸钙

63. 可以导致胎儿颅骨和面部畸形的药品是

64. 可以引起泌尿生殖系统异常,指趾畸形的药品是

[65 - 67]

A. 东莨菪碱　　B. 氯苯那敏　　C. 阿米洛利

D. 阿司匹林　　E. 亚叶酸钙

65. 可致驾驶员瞳孔变大、视物不清的是

66. 可致驾驶员嗜睡、神志低沉的是

67. 可致驾驶员排尿增多、视力改变的是

[68 - 69]

A. 雌二醇　　B. 红霉素　　C. 米非司酮

D. 氧氟沙星　　E. 枸橼酸钾

以上药物中

68. 属于妊娠危险性 A 级药物的是

69. 属于妊娠危险性 B 级药物的是

[70 - 72]

A. 氟西汀　　B. 铋制剂　　C. 氯苯那敏

D. 卡托普利　　E. 特拉唑嗪

70. 提示可能引起咳嗽,是针对

71. 提示不要驾车,操作机器或高空作业等,是针对

72. 提示用药期间不饮酒(或含酒精的饮料),是针对

[73 - 74]

A. ALT　　B. ALP　　C. WBC

D. 抗 - HBc　　E. HbsAg

73. 血清丙氨酸氨基转移酶

74. 乙型肝炎病毒核心抗体

[75 - 76]

A. 羟甲唑啉　　B. 苯丙哌林　　C. 克伦特罗

D. 羧甲司坦　　E. 盐酸吗啡

75. 以刺激性干咳或阵咳症状为主的患者宜选

76. 对伴有大量痰液并阻塞呼吸道的患者宜选

[77 - 78]

A. 碘苷　　B. 硫酸锌　　C. 酞丁安

D. 色甘酸钠　　E. 磺胺醋酰钠

77. 过敏性结膜炎者宜选用的滴眼剂是

78. 流行性结膜炎者宜选用的滴眼剂是

[79 - 80]

A. 阿司匹林　　B. 硝酸甘油　　C. 低分子肝素

D. 氯贝丁酯　　E. 阿昔单抗

79. 稳定型心绞痛缓解期的治疗选用
80. 稳定型心绞痛发作时的治疗选用

[81－83]

A. 苯妥英钠　B. 阿司匹林　C. 麦角胺咖啡因片
D. 对乙酰氨基酚　E. 地西泮

81. 治疗紧张性头痛推荐应用的处方药是
82. 治疗反复性偏头痛推荐应用
83. 卡马西平治疗三叉神经痛无效时，可改服

[84－86]

A. 甲硝唑　B. 咪康唑　C. 头孢曲松钠
D. 青霉素钠　E. 克拉霉素

患者，女，28岁，近1个月出现阴道分泌物增多。

84. 瘙痒明显，阴道检查时发现黏稠的奶酪样分泌物，经验治疗首选的药物是
85. 阴道检查时发现大量泡沫样分泌物，经验治疗首选的药物是
86. 阴道分泌物培养为衣原体，首选的药物是

[87－88]

A. 地高辛　B. 卡托普利　C. 哌唑嗪
D. 氨氯地平　E. 普萘洛尔

87. 常在用药1周后出现刺激性干咳的药物是
88. 严重心动过缓、支气管哮喘者禁用的药物是

[89－90]

A. 别嘌醇　B. 泼尼松　C. 苯溴马隆
D. 秋水仙碱　E. 阿司匹林

89. 每1疗程期间应停药3天的抗痛风药是
90. 嗜酒、饮茶、喝咖啡均可降低其疗效的药是

三、综合分析题(共20题，每题1分，题目分为若干组，每组题目基于同一临床情景、病例、实例或者案例的背景信息逐题展开，每题的备选项中，只有1个最符合题意。)

[91－93]

患者，男，49岁，既往高血压病史，与邻居吵架后突然起病，意识不清。检查：浅昏迷状态，双瞳孔等大等圆，直径约3.0 mm，对光反射迟钝，颈部抵抗，血压210/120 mmHg，心肺腹未见异常，左侧肢体瘫痪，右侧肢体刺痛躲避，双侧巴氏征阳性，结合脑血管造影，临床诊断为脑出血。

91. 根据临床诊断，该患者首选的治疗方法为

A. 脱水　B. 止血　C. 预防感染
D. 降血压　E. 扩容

92. 该患者应首选的治疗药物是

A. 凝血酶　B. 甘油果糖　C. 呋塞米
D. 硝普钠　E. 氨氯地平

93. 关于本病例用药注意事项与患者教育，说法错误的是

A. 首先以脱水药物为主，如甘露醇或甘油果糖
B. 脑出血时要马上降血压，否则出现高血压危象
C. 一般情况下，有凝血功能障碍的患者，应用止血药物不超过1周

D. 急性期绝对卧床休息,定期翻身,防止压疮

E. 避免如情绪激动、兴奋、排便用力等诱因,坚持服药、戒烟忌酒

[94 - 97]

患者,男,56 岁,体检时发现血压 170/115 mmHg,糖耐量试验餐后 2 h 血糖为 9.56 mmol/L,甘油三酯 1.52 mmol/L,总胆固醇 6.26 mmol/L,低密度脂蛋白胆固醇 4.85 mmol/L,高密度脂蛋白胆固醇 1.20 mmol/L,肌酐 50 μmol/L(参考范围:45 ~ 84 μmol/L),蛋白尿: + +。临床诊断为高血压病,高血脂病,糖耐量异常。

94. 根据临床诊断,该患者宜选用的抗高血压药是

A. 普萘洛尔　　B. 利血平　　C. 依那普利

D. 特拉唑嗪　　E. 氢氯噻嗪

95. 根据临床诊断,应首选的降血脂药是

A. 依折麦布　　B. 普罗布考　　C. 非诺贝特

D. 阿托伐他汀　　E. 多烯酸乙酯

96. 作为药师,应告知患者用药过程中出现的不良反应是

A. 踝关节水肿　　B. 牙龈出血　　C. 心悸

D. 便血　　E. 干咳

97. 关于患者的健康教育的说法,错误的是

A. 控制体重　　B. 不必限盐　　C. 适当运动

D. 减少脂肪摄入　　E. 戒烟限酒

[98 - 100]

患者,男,63 岁,上腹痛,餐后明显,进餐后 1 ~ 2 h 出现,伴有恶心、呕吐,体重无明显下降,粪常规检查可见有大量脂肪球,X 线腹平片显示上腹中部多发钙化点,其他检查无异常。

98. 根据临床诊断,应选用的药物是

A. 干酵母　　B. 硫糖铝　　C. 乳酶生

D. 胰酶片　　E. 胃蛋白酶合剂

99. 针对患者餐后不适伴有恶心或呕吐症状,可选用的药物是

A. 多潘立酮　　B. 双八面体蒙脱石　　C. 维生素 B

D. 乳酶生　　E. 奥美拉唑

100. 关于患者的健康教育的说法,错误的是

A. 尽量多做运动　　B. 减少脂肪摄入　　C. 摄入过多液体

D. 少食多餐　　E. 减少蔬果摄入

[101 - 104]

患者,男,50 岁,诊断为高血压、冠心病。医师处方:氨氯地平片 10 mg,po,qd;美托洛尔缓释片 47.5 mg,po,qd;贝那普利片 20 mg,po,qd;阿司匹林肠溶片 100 mg,po,qd;辛伐他汀 40 mg,po,qd。

101. 药师对该患者的用药指导,错误的是

A. 氨氯地平片可于早上服用

B. 阿司匹林肠溶片必须晚上餐后服用

C. 若需减量,美托洛尔缓释片可掰开服用

D. 阿司匹林肠溶片应整片服用,不可嚼碎

E. 长期使用美托洛尔缓释片不能自行突然停药,需在医师、药师的指导下逐渐减少剂量

102. 该患者对阿司匹林不耐受,可选用的替代药物是
A. 华法林片　B. 双嘧达莫片　C. 氯吡格雷片
D. 对乙酰氨基酚片　E. 布洛芬胶囊
103. 该患者治疗后出现肌肉酸痛,实验室检查提示肌酸激酶(CK)2000 U/L,应考虑停用的药物是
A. 氨氯地平片　B. 美托洛尔缓释片　C. 贝那普利片
D. 阿司匹林肠溶片　E. 辛伐他汀片
104. 该患者化验结果同时显示血钾 6.1 mmol/L,需要调整的药物是
A. 氨氯地平　B. 美托洛尔缓释片　C. 贝那普利片
D. 阿司匹林肠溶片　E. 辛伐他汀片
[105 - 106]
患者,女,40 岁,既往有风湿性心脏病病史,近 2 年来出现劳累性呼吸困难,1 天前因受凉出现发热、咳嗽,咳粉红色泡沫样痰,不能平卧。查体:半卧位,口唇紫绀,两肺大量水泡音及哮鸣音,临床诊断为急性左心衰竭。
105. 根据临床诊断,可以选用下列哪种药物
A. 阿替洛尔　B. 西地兰　C. 卡托普利
D. 硝普钠　E. 硝苯地平
106. 作为药师,应告知患者用药过程中出现的不良反应是
A. 高血钾　B. 心动过缓　C. 心律失常
D. 体位性低血压　E. 踝部水肿
[107 - 108]
患者,男,16 岁,2 个月来反复突发突止的意识障碍,表现为突然动作中断,呆立凝视,呼之不应,手中物体掉落,但从不跌倒,持续数秒钟缓解。
107. 根据临床表现,该患者诊断为
A. 失神发作　B. 复杂部分性发作　C. 肌阵挛发作
D. 简单部分性发作　E. 癫痫持续状态
108. 请药师确定,该患者首选的治疗药物是
A. 苯妥英钠　B. 卡马西平　C. 地西泮
D. 丙戊酸钠　E. 苯巴比妥
[109 - 110]
患者,男,48 岁,身高 172 cm,体重 90 kg,检查结果:空腹血糖 8.7 mmol/L,餐后 2 h 血糖 13.1 mmol/L,糖化血红蛋白 7.1%(参考值:4.8% ~6.0%),临床诊断为 2 型糖尿病。
109. 根据临床诊断,该患者应首选的药物是
A. 胰岛素　B. 格列齐特　C. 二甲双胍
D. 胰岛素 + 二甲双胍　E. 罗格列酮 + 二甲双胍
110. 该患者经治疗 2 周后,空腹血糖恢复正常,餐后血糖仍未达标,最适宜加用的降糖药物是
A. 磺酰脲类　B. 噻唑烷二酮类　C. 双胍类
D. 胰岛素　E. α - 葡萄糖苷酶抑制剂

四、多项选择题(共 10 题,每题 1 分,每题的备选项中,有 2 个或 2 个以上符合题意,错选或少选均不得分。)

111. 药师进行药学服务时,应具备的专业技能包括

A. 患者教育技能　　B. 沟通技能　　C. 疾病诊断技能
D. 药历书写技能　　E. 药物警戒技能

112. 下列制剂中，用药前需要做皮试的药物包括
A. 细胞色素 C 注射液　　B. 注射用青霉素钠　　C. 门冬酰胺酶注射剂
D. 肾上腺素注射液　　E. 抗狂犬病毒血清注射剂

113. 应遮光保存的药品有
A. 硝普钠　　B. 维生素 C　　C. 硝苯地平
D. 硝酸甘油　　E. 对氨基水杨酸钠

114. 可导致胎儿畸形的药物有
A. 甲氨蝶呤　　B. 沙立度胺　　C. 骨化三醇
D. 阿司匹林　　E. 乙烯雌酚

115. 可导致药源性肝损害的药物有
A. 氟康唑　　B. 辛伐他汀　　C. 利福平
D. 对乙酰氨基酚　　E. 罗红霉素

116. 新药临床评价的局限性主要有
A. 病例较少　　B. 试验条件控制不严　　C. 研究时间较短
D. 试验对象年龄范围窄　　E. 研究目的单纯

117. 以下抗结核药物中，具有“早期杀菌活性、灭菌活性、防止耐药”三大作用的药物是
A. 利福平　　B. 异烟肼　　C. 链霉素
D. 吡嗪酰胺　　E. 乙胺丁醇

118. 患者，男，62 岁，既往有痛风、双侧肾动脉狭窄、前列腺增生史。近期因头昏、心悸等症状就诊，检查血压为 160/100 mmHg。需用抗高血压药物进行治疗，下列药物中不宜推荐使用的有
A. 卡托普利　　B. 氢氯噻嗪　　C. 氨氯地平
D. 多沙唑嗪　　E. 普萘洛尔

119. WHO 公布的有关艾滋病的传染途径有
A. 吸毒　　B. 感染　　C. 性行为
D. 母婴传播　　E. 应用血液与血液制品

120. 关于阿片类药物中毒解救的方法，说法正确的是
A. 口服中毒，高锰酸钾溶液洗胃，硫酸镁溶液或硫酸钠溶液导泻
B. 静脉滴注葡萄糖氯化钠注射液
C. 呼吸抑制时，给予阿托品刺激呼吸中枢
D. 救治期间，可用阿扑吗啡催吐，以尽快排出药物
E. 纳洛酮和烯丙吗啡为首选拮抗剂

国家执业药师资格考试最后密押5套卷

药学综合知识与技能

答案与解析

药学综合知识与技能试卷(1)答案与解析

一、最佳选择题(每题1分,共40题。每题的备选项中,只有1个最符合题意。)

1.【答案】C

【解析】本题考查的是处方的定义。处方系指由注册的执业医师和执业助理医师(以下简称医师)在诊疗活动中为患者开具的、由执业药师或取得药学专业技术职务任职资格的药学专业技术人员审核、调配、核对,并作为患者用药凭证的医疗文书。

2.【答案】A

【解析】本题考查的是头孢菌素类引起的凝血功能障碍。头孢菌素类与维生素K竞争性结合γ-谷氨酸羟化酶,可抑制肠道正常菌群,减少维生素K的合成,导致维生素K依赖性凝血因子合成障碍而致出血。故长期、大量应用时,须注意适当补充维生素K。

3.【答案】D

【解析】本题考查的是药物的稀释容积。头孢曲松钠不能与含钙注射液(葡萄糖酸钙、氯化钙、复方氯化钠注射液、乳酸钠林格注射液、复方乳酸钠葡萄糖注射液、含钙的静脉营养液)直接混合,否则会导致微粒形成。

4.【答案】A

【解析】本题考查的是药物信息源的分级。①一级信息源:以期刊发表为主,主要包括实验研究结果、病例报道和评价性的或描述性的研究结果等原创性的论著。②二级信息源:主要用于检索一级文献,包括摘要、引文、索引、文摘数据库或全文数据库。③三级信息源:指在一级和二级的基础上整理后的出版物,主要包括医药图书(工具书、教科书、手册等)、光盘或在线数据库、药学应用软件以及临床实践指南、系统评价或综述性的文章。

5.【答案】B

【解析】本题考查的是渗透压的计算。已知 $b=0.109$,$b'=0.578$,$V=100$,$C=1$,得加入氯化钠的量为:

$$W=\frac{(0.52-0.109\times 1)\times 100}{100\times 0.578}=0.711(\mathrm{g})。$$

6.【答案】B

【解析】本题考查的是药物对不同阶段胎儿的影响。①妊娠早期受精后半个月以内几乎见不到药物的致畸作用。②喹诺酮类药物可能会引起流产,但没有致畸形的报道。

7.【答案】E

【解析】本题考查的是药物警戒的重要作用。①药品上市前风险评估:如2008年"仙牛健骨颗粒"终止临床试验。②药品上市后风险评估:如2001年的"拜斯亭(西立伐他汀)"事件和2003年的"万络(罗非昔布)"事件。③发现药品使用环节的问题:如2012年的"阿糖胞苷儿科事件"。④发现和规避假、劣药品流入市场:如2006年的"齐二药事件"。

8.【答案】A

【解析】本题考查的是儿童用药的一般原则。①口服给药是最方便、最安全、最经济的给药途径。②静脉注射常在病情危重抢救时用,平时多采用静脉滴注。③儿童皮肤吸收较好,透皮给药方便且痛苦小。④临床应用较多的有退热药物制成的小儿退热栓剂。

9.【答案】A

【解析】本题考查的是药物应用的注意事项。由于头孢曲松钠的化学侧链结构与头孢哌酮差异很大,建议用头孢曲松钠的稀释液进行皮试,结果呈阴性。

10.【答案】A

【解析】本题考查的是新生儿药动学特点。新生儿的相对体表面积较大,皮肤用药吸收快而多,局部用药过多可致中毒,引起中毒的药物有硼酸、水杨酸、萘甲唑啉。

11.【答案】D

【解析】本题考查的是由乳汁分泌的药物的特点。①脂溶性高的药物,如地西泮脂溶性较强,可分布到乳汁中,哺乳期妇女应避免使用。②乳汁的 pH 值比母体血浆 pH 值低,碱性药物如红霉素易于分布到乳汁中,而酸性药物如青霉素 G、磺胺类则不易进入到乳汁中。③蛋白结合率高的药物不易分布到乳汁中。如华法林具有较高的血浆蛋白结合率,故很少进入乳汁。

12.【答案】C

【解析】本题考查的是缺血性脑卒中的二级预防。缺血性脑卒中入院治疗,为进行心脑血管事件的二级预防,应首选的药物是阿司匹林。

13.【答案】D

【解析】本题考查的嗜酸性粒细胞增多的临床意义。①过敏性疾病:如支气管哮喘、荨麻疹、药物性皮疹、食物过敏、血清病、过敏性肺炎等。②皮肤病与寄生虫病:如牛皮癣、湿疹、疱疹样皮炎、钩虫病、血吸虫病、绦虫病等。③血液病:如慢性粒细胞性白血病、嗜酸性粒细胞性白血病等。④用药:应用头孢拉定、头孢氨苄、头孢呋辛、头孢哌酮等。

14.【答案】D

【解析】本题考查的是尿沉渣结晶检查。①尿酸盐结晶:常见痛风。②草酸盐结晶:常见严重的慢性肾病,或乙二醇、甲氧氟烷中毒。③酪氨酸和亮氨酸结晶:常见严重肝病。④胆红素结晶:常见黄疸、肝癌、肝硬化。⑤脂肪醇结晶:常见膀胱尿潴留、慢性膀胱炎、前列腺增生、慢性肾盂肾炎。⑥结晶尿:服用磺胺药、氨苄西林、巯嘌呤、扑米酮等药物。

15.【答案】E

【解析】本题考查的是血糖正常参考值。①空腹血糖:成人 3.9 ~ 6.1 mmol/L;儿童 3.3 ~ 5.5 mmol/L。②餐后 2 小时血糖:<7.8 mmol/L。

16.【答案】A

【解析】本题考查的是国际标准化比值(INR)。正常参考值为 0.8 ~ 1.5。

17.【答案】C

【解析】本题考查的是发热的临床用药。对乙酰氨基酚对胃肠道刺激小,正常剂量下安全有效,是退热的首选药,尤其适宜老年人和儿童服用。

18.【答案】B

【解析】本题考查的是关注药物的相互作用。氟喹诺酮类药培氟沙星等可致跟腱炎症,如与糖皮质激素合用,可能导致跟腱断裂。

19.【答案】E

【解析】本题考查的是新药临床评价的病例数,见下表。

分期	病例数
Ⅰ期临床试验	20 ~ 30

续表

分期	病例数
Ⅱ期临床试验	主要病种100,多发病300
Ⅲ期临床试验	300
Ⅳ期临床试验	2000

20.【答案】D

【解析】本题考查的是腹泻临床药物的选择。急性感染性腹泻首选小檗碱(黄连素)。

21.【答案】D

【解析】本题考查的是常用降压药的适应证和禁忌证,见下表。

药物分类	禁忌证	
	绝对禁忌证	相对禁忌证
ACEI类(普利类)	高血钾、双侧肾动脉狭窄、妊娠期	
醛固酮拮抗剂(螺内酯)	肾衰竭、高血钾	
β受体阻断剂	Ⅱ~Ⅲ度房室传导阻滞、哮喘	COPD、糖耐量减低、运动员

22.【答案】A

【解析】本题考查的是药源性血液疾病。①引起再生障碍性贫血:常见药物有氯霉素、吲哚美辛、阿司匹林、对乙酰氨基酚、环磷酰胺、甲氨蝶呤、氯喹、苯妥英钠、丙硫氧嘧啶、复方磺胺甲噁唑等。②引起溶血性贫血:常见药物有磺胺类、苯妥英钠、氯丙嗪、吲哚美辛、奎尼丁、甲苯磺丁脲、维生素K、异烟肼、利福平、对氨基水杨酸、氯喹。③引起粒细胞减少症:常见药物有氯霉素、磺胺类、复方阿司匹林、吲哚美辛、异烟肼、丙硫氧嘧啶。

23.【答案】E

【解析】本题考查的是药物的相互作用。抗抑郁药(氟西汀、帕罗西汀)与单胺氧化酶抑制剂(包括呋喃唑酮、异烟肼、异卡波肼、吗氯贝胺、帕吉林、司来吉兰等)合用,易引起5-羟色胺综合征,两类药替代治疗时应至少间隔14日。

24.【答案】B

【解析】本题考查的是发热的指标。发热是指人体体温升高,超过正常范围。当直肠温度超过37.6 ℃、口腔温度超过37.3 ℃、腋下温度超过37.0 ℃,昼夜间波动超过1 ℃时即为发热。

25.【答案】D

【解析】本题考查的是非甾体抗炎药的合理用药原则。①解除平滑肌痉挛性疼痛用M胆碱受体阻断剂氢溴酸山莨菪碱。②非甾体抗炎药不可替代抗感染治疗。③治疗未明原因的疼痛,不可轻易用药,以免延误病情,耽误治疗。④不宜同时应用两种以上的解热镇痛药,可能引起肝、肾、胃肠道的损伤。

26.【答案】B

【解析】本题考查的是阿司匹林用于心脑血管不良事件二级预防的最佳剂量范围。阿司匹林用于二级预防的最佳剂量范围为75~150 mg/d。

27.【答案】C

【解析】本题考查的是治疗药物监测。需要进行治疗药物监测的药物有地高辛、氨基糖苷类抗生素、抗癫痫药(苯妥英钠)、免疫抑制剂(环孢素、吗替麦考酚酯)。

28.【答案】B

【解析】本题考查的是苯二氮䓬类药物的不良反应。苯二氮䓬类常用药物有地西泮、氯氮䓬、硝西泮、艾司唑仑。不良反应包括日间困倦、头昏、肌张力下降、跌倒和认知功能减退，尤其是老年患者可引起“宿醉”现象。

29.【答案】C

【解析】本题考查的是阿尔茨海默病的用药注意事项。治疗期间，避免用抗胆碱能药物如苯海拉明、奥昔布宁、三环类抗抑郁药、氯氮唑。

30.【答案】D

【解析】本题考查的是兴奋剂的管理。β 受体阻断剂（普萘洛尔）有镇静效果，能消除运动员比赛前的紧张心理，是射击运动员参赛时禁用的药品。滥用此类药物，会引起头晕、失眠、抑郁、幻觉、低血压，严重者可诱发支气管哮喘，若长期使用则会引发心跳过速、心肌梗死，甚至突然死亡。

31.【答案】C

【解析】本题考查的是透析患者常用药物。（1）磷结合剂：①磷不能通过透析充分地被清除，出现高磷血症，还会导致心脏、血管的钙化，易出现心力衰竭、心律失常；②注意必须在进食的同时服用，否则无效。（2）维生素 D：①发生肾衰竭时，就会缺乏活性形式的维生素 D，临床常用药物有骨化三醇和阿法骨化醇；②应在晚上睡前服药。（3）铁剂：①铁剂帮助身体合成红细胞；②宜在两餐中间服用铁剂。（4）维生素 B 和维生素 C：透析患者容易从透析液中丢失水溶性维生素，如维生素 B 和维生素 C。（5）缓泻药：①透析过患者易形成便秘；②可通过增加膳食纤维来通便，需要时可用缓泻药，如开塞露、乳果糖。（6）促红素：①肾衰竭患者会发生贫血，长期贫血会加重心脏负担，影响心脏功能；②促红素只能采用注射方式给药。（7）非甾体抗炎药：①透析患者有时可出现骨关节疼痛或头痛；②可服用非甾体抗炎药如对乙酰氨基酚，避免服用阿司匹林。

32.【答案】C

【解析】本题考查的是儿童用药的不良反应。维生素 A 可致婴幼儿良性颅压增高、囟门隆起等。

33.【答案】B

【解析】本题考查的是药品的管理。生物制品实行批签发管理，乙型肝炎病毒疫苗属于生物制品。

34.【答案】E

【解析】本题考查的是胃食管反流病的用药知识。避免可能加重反流症状的药物，如钙通道阻滞剂（如硝苯地平）、茶碱类、镇静剂、雌激素，停服多西环素、氯化钾、铁剂、奎尼丁、阿仑膦酸盐等可能引起食管损害的药物。

35.【答案】B

【解析】本题考查的是有效期的表示方法和意义。（1）表示方法主要有：①“有效期至××××年××月”；②“有效期至××××年××月××日”；③“有效期至××××.××.”；④“有效期至××××/××/××”。（2）意义：有效期若标注到日，应当为起算日期对应年月日的前一天；若标注到月，应当为起算月份对应年月的前一月。

36.【答案】D

【解析】本题考查的是甲氨蝶呤的用法用量。口服、肌注或静注均有效。多采用每周 1 次给药。常用剂量为 7.5～25 mg/w。

37.【答案】B

【解析】本题考查的是洋地黄中毒的处理。发生洋地黄中毒后应立即停药。对快速性心律失常者，如血钾浓度低则可静脉补钾，如血钾不低可用利多卡因或苯妥英钠，有传导阻滞及缓慢性心律失常者可给予阿托品静脉注射。

38.【答案】A

【解析】本题考查的是抗肿瘤药物的给药途径。(1)动脉注药:主要用于某些晚期不宜手术或复发的局限性肿瘤。(2)静脉给药:①静脉注射:为最常用给药途径;②静脉推注:适于给予强刺激性药物(如氮芥、长春新碱、长春花碱等);③静脉滴注:适用于抗代谢类药物(如氟尿嘧啶、甲氨蝶呤、阿糖胞苷等);④用氯化钠注射液作溶剂有环磷酰胺、博来霉素、喜树碱、亚胺醌、依托泊苷、顺铂,用葡萄糖注射液作溶剂有吡柔比星、卡铂、奥沙利铂。(3)肌内注射:主要用于对组织无刺激性的药物(如噻替哌、阿糖胞苷)。(4)腔内注射:主要用于癌性胸水、腹水、心包积液,膀胱癌等。(5)脑脊液途径:应用此途径的药物主要有甲氨蝶呤和阿糖胞苷,注意长春新碱有很强的神经毒性,不能用于经脑脊液给药。(6)口服给药:装入胶囊或制成肠溶制剂以防止药物被胃酸破坏,减轻对黏膜的刺激。

39.【答案】A

【解析】本题考查的是避孕药的种类。①第一代:炔诺酮。②第二代:左炔诺孕酮,活性比第一代强,具有较强的抑制排卵作用。③第三代:结构更接近天然黄体酮,活性更强,如复方去氧孕烯雌醇片、复方孕二烯酮片。

40.【答案】A

【解析】本题考查的是常用的特殊解毒剂及应用,见下表。

名称	应用
二巯丙醇	用于砷、汞、金、铋等中毒
依地酸钙钠(解铅乐)	用于铅、锰、铜、镉等中毒,尤以铅中毒疗效好,也可用于镭、钚、铀、钍中毒
青霉胺(D-盐酸青霉胺)	用于铜、汞、铅中毒的解毒,治疗肝豆状核变性病
亚甲蓝(美蓝)	用于氰化物中毒,小剂量可用于亚硝酸盐中毒
硫代硫酸钠	主要用于氰化物中毒,也用于砷、汞、铅中毒等
亚硝酸钠	用于氰化物中毒
碘解磷定(解磷定)	用于有机磷中毒
盐酸烯丙吗啡	用于吗啡、哌替啶急性中毒
乙酰胺(解氟灵)	用于有机氟杀虫农药中毒
乙酰半胱氨酸	用于对乙酰氨基酚过量所致的中毒
纳洛酮	用于急性阿片类及急性乙醇中毒
氟马西尼	用于苯二氮䓬类药物中毒

二、配伍选择题(共50题,每题1分,题目分为若干组,每组题对应同一组备选项,备选项可重复选用,也可不用。每题只有1个备选项最符合题意。)

[41-43]

【答案】41. E、42. A、43. D

【解析】本组题考查的是处方中常见的外文缩写及含义,见下表。

外文缩写	中文含义	外文缩写	中文含义
给药时间		给药途径	
Ac	餐前(服)	i. h.	皮下的(皮下注射)

续表

外文缩写	中文含义	外文缩写	中文含义
给药时间		给药途径	
pc.	餐后	im.	肌注
am.	上午,午前	iv.	静注
pm.	下午	iv. gtt.	静滴
hs.	临睡时	po.	口服
qn.	每晚	O. D.	右眼
给药剂型		O. S. 或 O. L	左眼
Tab.	片剂	O. U.	双眼
Cap.	胶囊(剂)	给药频次	
Inj.	注射剂	sos. 或 prn.	必要时
Mist.	合剂	qs.	适量
ung.	软膏剂	qd.	每日
Co.	复方的、复合的	qh	每小时
给药剂量		q4h	每 4 小时
Dos.	剂量	qn.	每晚
kg	千克	bid.	每日 2 次
g	克	tid.	每日 3 次
mg	毫克	qid.	每日 4 次
μg	微克	给药溶剂	
mL	毫升	Add.	加至
U	单位	pH	酸碱度
其他		Dil.	稀释的,稀释
Sig.	标记	Aq. dest.	蒸馏水
ss.	一半	NS	生理盐水
St.	立即	Liq.	液,溶液
OTC	非处方药	Sol.	溶液
Rp 或 R	请取	Aq.	水,水剂

[44 - 46]

【答案】44. E、45. A、46. C

【解析】本组题考查的是处方的用纸颜色。①普通处方的印刷用纸为白色。②急诊处方印刷用纸为淡黄色,右上角标注“急诊”。③儿科处方印刷用纸为淡绿色,右上角标注“儿科”。④麻醉药品和第一类精神药品处方印刷用纸为淡红色,右上角标注“麻、精一”。⑤第二类精神药品处方印刷用纸为白色,右上角标注“精二”。

[47－48]

【答案】47. C、48. E

【解析】本组题考查的是药品的贮存与保管。(1)需要在冷处贮存的常用药品:①胰岛素制剂:胰岛素、胰岛素笔芯等;②人血液制品:乙型肝炎免疫球蛋白、破伤风免疫球蛋白;③生物制品:促肝细胞生长素、重组人血管内皮抑制素注射液;④抗凝药:尿激酶、凝血酶、链激酶、巴曲酶注射剂;⑤微生态制剂:双歧三联活菌胶囊。(2)不宜冷冻的常用药品:①胰岛素制剂:胰岛素、胰岛素笔芯等;②人血液制品:人免疫球蛋白、乙型肝炎免疫球蛋白、破伤风免疫球蛋白;③乳剂:脂肪乳;④活菌制剂:双歧三联活菌制剂。(3)不宜振摇的药品:重组人促红素、浓氨溶液、乙醚。

[49－50]

【答案】49. A、50. B

【解析】本组题考查的是常见肝药酶的抑制剂、诱导剂,见下表。

肝药酶	抑制剂	诱导剂	主要被代谢药品
CYP1A2	阿昔洛韦、西咪替丁、氧氟沙星、诺氟沙星、普罗帕酮、噻氯匹定、维拉帕米、利多卡因	利福平、卡马西平、埃索美拉唑、灰黄霉素、胰岛素、兰索拉唑、奥美拉唑	茶碱、阿米替林、氯丙嗪、氯米帕明、氯氮平、度洛西汀、萘普生、昂丹司琼、R－华法林、普萘洛尔
CYP3A4	胺碘酮、西咪替丁、环丙沙星、多西环素、红霉素、氟康唑、酮康唑、维拉帕米	卡马西平、糖皮质激素、苯妥英钠、苯巴比妥、利福平、圣约翰草、吡格列酮	地西泮、左匹克隆、唑吡坦、美沙酮、硝苯地平、伊立替康、奥美拉唑、辛伐他汀
CYP2B6	氯吡格雷、氟西汀、酮康唑、避孕药、利托那韦、噻氯匹定	苯巴比妥、苯妥英钠、利福平、利托那韦	环磷酰胺、氯胺酮、哌替啶、美沙酮、舍曲林、他莫昔芬
CYP2C9	胺碘酮、西咪替丁、氟康唑、氟西汀、氟伐他汀、异烟肼、酮康唑、硝苯地平	苯巴比妥、卡马西平、利福平、地塞米松、利托那韦、圣约翰草(长期)	布洛芬、吲哚美辛、格列本脲、那格列奈、罗格列酮、甲苯磺丁脲、氯沙坦、S－华法林
CYP2C19	青蒿素、氯霉素、氟康唑、氟西汀、吲哚美辛、莫达非尼、奥美拉唑、洛伐他汀、异烟肼、胺碘酮	银杏叶制剂、利福平、圣约翰草、利托那韦、依法韦仑、地塞米松	地西泮、丙米嗪、环磷酰胺、普萘洛尔、甲苯磺丁脲、伏立康唑、伊曲韦林、苯妥英钠、多塞平、美沙酮、雷尼替丁、他莫昔芬
CYP2D6	胺碘酮、阿米替林、氯苯那敏、氯丙嗪、西咪替丁、丙米嗪、美沙酮、甲氧氯普胺、帕罗西汀、普罗帕酮	利福平、苯妥英钠、苯巴比妥、卡马西平	美托洛尔、普萘洛尔、可待因、羟考酮、曲马多、多柔比星、甲氧氯普胺、他莫昔芬、托烷司琼、右美沙芬、文拉法辛

[51－53]

【答案】51. A、52. B、53. C

【解析】本组题考查的是常用药品的服用时间,见下表。

服用时间	药品类别	药品名称	注释
清晨	糖皮质激素	泼尼松、泼尼松龙、地塞米松、可的松	糖皮质激素的分泌呈昼夜节律性变化,血药浓度峰值一般在早上7~8时
	抗高血压药	氨氯地平、依那普利、贝那普利、拉西地平、氯沙坦、缬沙坦、索他洛尔	有效控制高血压
	抗抑郁药	氟西汀、帕罗西汀、瑞波西汀、氟伏沙明	病症常表现为晨重晚轻
	利尿药	呋塞米、螺内酯	避免夜间排尿次数过多
	驱虫药	阿苯达唑、甲苯咪唑、哌嗪、噻嘧啶	增加药物与虫体的直接接触
	泻药	硫酸镁	可迅速在肠道发挥作用
餐前	胃黏膜保护药	磷酸铝、复方三硅酸镁、复方铝酸铋	可充分地附着于胃壁,形成一层保护屏障
	促胃动力药	甲氧氯普胺、多潘立酮、莫沙必利	促进胃蠕动和食物向下排空,帮助消化
	降糖药	格列本脲、格列齐特、格列吡嗪、格列喹酮、罗格列酮	血浆达峰浓度时间比餐中服用提早,增强疗效
	钙、磷调节药	阿仑膦酸钠、丙氨膦酸二钠、氯屈膦酸钠	便于吸收,避免对食管和胃的刺激
	抗菌药物	头孢拉定、头孢克洛、氨苄西林、阿莫西林、阿奇霉素、克拉霉素、利福平	进食可延缓药物吸收
餐中	降糖药	二甲双胍、阿卡波糖、格列美脲	减少对胃肠道的刺激和不良反应
	非甾体抗炎药	舒林酸、吡罗昔康、依索昔康、美洛昔康	可使镇痛作用持久,减少胃黏膜的出血
	肝胆辅助药	熊去氧胆酸	可减少胆汁、胆固醇的分泌,有利于胆固醇的溶解
	抗血小板药	噻氯匹定	可提高生物利用度并减少胃肠道不良反应
	减肥药	奥利司他	可减少脂肪的吸收率
	分子靶向抗肿瘤药	伊马替尼	可减少对消化道的刺激
	抗结核药	乙胺丁醇、对氨基水杨酸	进餐时服用可减少对消化道的刺激
餐后	非甾体抗炎药	阿司匹林、贝诺酯、对乙酰氨基酚、吲哚美辛、布洛芬、双氯芬酸	减少对胃肠的刺激,唯有塞来昔布除外,食物可延缓其吸收
	维生素	维生素 B_1、维生素 B_2	随食物缓慢进入小肠以利于吸收
	组胺 H_2 受体阻断剂	西咪替丁、雷尼替丁、法莫替丁	餐后服比餐前服效果为佳,因为餐后胃排空延迟,有更多的抗酸和缓冲作用时间

续表

服用时间	药品类别	药品名称	注释
睡前	催眠药	水合氯醛、咪达唑仑、艾司唑仑、异戊巴比妥、地西泮、硝西泮、苯巴比妥	失眠者可择时选用,服后安然入睡
	平喘药	沙丁胺醇、二羟丙茶碱	哮喘多在凌晨发作,睡前服用止喘效果更好
	调血脂药	洛伐他汀、辛伐他汀、普伐他汀、氟伐他汀、瑞舒伐他汀、阿托伐他汀	肝脏合成胆固醇峰期多在夜间,晚餐后服药有助于提高疗效
	抗过敏药	苯海拉明、异丙嗪、氯苯那敏、特非那定、赛庚啶、酮替芬	服后易出现嗜睡、困乏,睡前服用安全并有助于睡眠
	钙剂	碳酸钙	
	缓泻药	比沙可啶、液状石蜡	服后约 12 h 排便,于次日晨起泻下
清晨和睡前	钙剂	碳酸钙	以减少食物对钙吸收的影响
早低晚高	β_2受体激动剂	特布他林	8 时口服 5 mg,20 时服 10 mg,可昼夜保持稳定的血药浓度,有效控制哮喘的发作

[54 - 55]

【答案】54. A、55. B

【解析】本组题考查的是镇咳药物的选择。(1)非处方药:①以刺激性干咳或阵咳症状为主者,首选苯丙哌林,其次喷托维林;②根据咳嗽频繁或程度选择药物,剧咳者选用苯丙哌林,次选右美沙芬,咳嗽较弱者选用喷托维林;③根据咳嗽发作时间选择药物,白天咳嗽宜选用苯丙哌林,夜间咳嗽宜选用右美沙芬;④对感冒所伴随的咳嗽,常选用含右美沙芬的复方制剂,如氨酚伪麻美芬片Ⅱ/氨麻苯美片、美扑伪麻片、伪麻美沙芬等制剂。(2)处方药:①对频繁、剧烈无痰干咳者,选用可待因,镇咳作用强大而迅速,尤其适用于胸膜炎伴胸痛的咳嗽患者;②对呼吸道有大量痰液并阻塞呼吸道,引起窒息者,可应用司坦类黏液调节剂如羧甲司坦或祛痰剂如氨溴索;③合并气管炎、支气管炎和肺炎者,服用抗感染药物(抗生素类、磺胺类、喹诺酮类)。

[56 - 58]

【答案】56. A、57. B、58. D

【解析】本组题考查的是药物经济学评价方法。①最小成本分析法:用于两种或多种药物治疗方案的选择,虽然只对成本进行量化分析,但也需要考虑效果,可以为总体医疗费用的控制和医疗资源优化配置提供基本信息。②成本 - 效益分析法:将药物治疗的成本与所产生的效益以货币为单位的数字为指标,用以评估药物治疗方案的经济性。③成本 - 效果分析法:药物治疗的效果是用其他量化的方法表达治疗目的,如延长患者生命时间等。④成本 - 效用分析:是更细化的成本效果分析,效用指标是指患者对某种药物治疗后所带来的健康状况的偏好(即主观满意程度),偏重分析医疗成本与患者生活质量提升的关系。

[59 - 61]

【答案】59. A、60. E、61. C

【解析】本组题考查的是血常规检查的临床意义。①血红蛋白量减少是诊断贫血的重要指标。②淋巴细胞增多,诊断为传染病,如百日咳、结核病、水痘、麻疹、风疹、流行性腮腺炎、传染性肝炎等。③嗜酸性粒细胞增多,诊断为过敏性疾病,如支气管哮喘、荨麻疹、药物性皮疹、食物过敏、血清病、过敏性肺炎等。

[62 - 63]

【答案】62. A、63. E

【解析】本组题考查的是抗感冒药物的组方原则。①解热镇痛药:如阿司匹林、对乙酰氨基酚,可退热、缓解头痛和全身痛。②鼻黏膜血管收缩药:如伪麻黄碱,减轻鼻窦、鼻腔黏膜血管充血,解除鼻塞症状。③抗过敏药:如氯苯那敏和苯海拉明,可使下呼吸道的分泌物干燥和变稠,减少打喷嚏和流鼻涕,还具有轻微镇静作用。④中枢兴奋药:如咖啡因,可加强解热镇痛药的疗效,也能拮抗抗过敏药的嗜睡作用。

[64 - 65]

【答案】64. B、65. A

【解析】本组题考查的是治疗沙眼的非处方药的选择。①磺胺醋酰钠滴眼液:作用机制为抑制二氢叶酸合成酶,阻止细菌合成叶酸,使细菌缺乏叶酸的合成而死亡。②硫酸锌滴眼液:在低浓度时,锌离子能沉淀蛋白,与眼部的蛋白质形成极薄的蛋白膜,起到保护作用;高浓度有杀菌和凝固作用,有利于创面及溃疡的愈合。③酞丁安滴眼液:对沙眼衣原体有强大的抑制作用,尤其对轻度沙眼疗效最好。④红霉素眼膏:对革兰阳性菌有较强的抗菌活性,对革兰阴性菌、支原体、沙眼衣原体及军团菌也具有强大的抗菌作用。⑤金霉素眼膏:能特异性与细菌核糖体 30S 亚基的 A 位置结合,抑制肽链的增长和影响细菌蛋白质的合成。对沙眼衣原体有抗菌作用。

[66 - 68]

【答案】66. A、67. C、68. D

【解析】本组题考查的是痤疮的药物治疗。(1)非处方药:①对皮脂腺分泌过多所致的寻常型痤疮,首选过氧化苯甲酰凝胶;②对轻、中度寻常型痤疮,可用维 A 酸乳膏剂或维 A 酸凝胶剂;③对炎症突出的痤疮,轻中度者可用维 A 酸和克林霉素磷酸酯凝胶;④对痤疮伴感染显著者可用红霉素 - 过氧化苯甲酰凝胶。(2)处方药:对囊肿型痤疮推荐口服维胺酯胶囊。

[69 - 71]

【答案】69. C、70. E、71. D

【解析】本组题考查的是口腔溃疡的用药与健康提示。①长期应用甲硝唑粘贴片可引起念珠菌感染。②氯己定可引起接触性皮炎,长期使用氯己定含漱液可使牙齿着色、舌苔变黑、味觉失调。③一般牙膏中均含有阴离子表面活性剂,与氯己定可产生配伍禁忌,使用氯己定含漱液后至少需间隔 30 min 后才可刷牙。④使用甲硝唑口颊片期间,不得饮酒或含酒精的饮料。⑤频繁应用地塞米松粘贴片可引起局部组织萎缩,引起继发的真菌感染。

[72 - 74]

【答案】72. A、73. E、74. D

【解析】本组题考查的是特殊人群用药。①妊娠后期使用华法林、大剂量苯巴比妥或长期服用阿司匹林,可导致胎儿严重出血,甚至死胎。②地西泮脂溶性较强,可分布到乳汁中,哺乳期妇女应避免使用。③喹诺酮类抗菌药物可引起关节痛、关节肿胀及软骨损害,影响骨骼发育。

[75 - 77]

【答案】75. B、76. A、77. E

【解析】本组题考查的是药品不良反应的评价结果。不良反应的评价结果有6级，即肯定、很可能、可能、可能无关、待评价、无法评价。(1)肯定:①用药时间顺序合理;②停药以后反应停止，或迅速减轻或好转(根据机体免疫状态，某些药品不良反应可出现在停药数天以后);③再次使用，反应再现，并可能明显加重;④有文献资料佐证;⑤排除原患疾病等其他混杂因素的影响。(2)很可能:①无重复用药史，余同“肯定”;②虽然有合并用药，但基本可排除合并用药导致反应发生的可能性。(3)可能:①用药与反应发生时间关系密切，同时有文献资料佐证;②引发ADR的药品不止一种，原患疾病病情进展因素不能除外。(4)可能无关:①药品不良反应与用药时间相关性不密切;②反应表现与已知该药品不良反应不相吻合;③原患疾病发展同样可能有类似的临床表现。(5)待评价:①报表内容填写不齐全，等待补充后再评价;②因果关系难以定论，缺乏文献资料佐证。(6)无法评价:①报表缺项太多，因果关系难以定论;②资料又无法补充。

[78－80]

【答案】78. A、79. D、80. E

【解析】本组题考查的是常用胰岛素制剂的种类与特点，见下表。

类别	制剂名称	起效时间(h)	达峰时间(h)	维持时间(h)	给药时间(min)
超短效	门冬或赖脯胰岛素	0.12～0.2	0.6～1.5	2～5(皮下)	餐前10
短效	普通胰岛素	0.5～1	1.5～4	3～6(皮下、肌内)	餐前15～30
中效	低精蛋白锌胰岛素	1～2	6～12	12～18(皮下)	餐前30～60
长效	精蛋白锌胰岛素	4～6	14～20	24～36(皮下)	早餐前30～60，qd
超长效	地特胰岛素	3～6	6～8	6～24(皮下)	睡前30～60，qd
	甘精胰岛素	2～5	5～24	18～24(皮下)	睡前30～60，qd

[81－82]

【答案】81. B、82. D

【解析】本组题考查的是常用降压药的适应证和禁忌证，见下表。

药物分类	适应证	禁忌证	
		绝对禁忌证	相对禁忌证
ACEI类	慢性心力衰竭、心肌梗死后伴心功能不全、糖尿病肾病、非糖尿病肾病、代谢综合征、蛋白尿或微量白蛋白尿	高血钾、双侧肾动脉狭窄、妊娠期	
ARB类	ACEI引起的咳嗽、糖尿病肾病、蛋白尿或微量白蛋白尿、心力衰竭、左心室肥厚、代谢综合征	同ACEI	
CCB类 非二氢吡啶类	心绞痛、颈动脉粥样硬化、室上性心动过速	Ⅱ～Ⅲ度房室传导阻滞，心力衰竭	心力衰竭
CCB类 二氢吡啶类	老年高血压、单纯收缩期高血压，伴稳定性心绞痛、冠状动脉或颈动脉粥样硬化及周围血管病	无	心动过速、心力衰竭者

续表

药物分类	适应证	禁忌证	
		绝对禁忌证	相对禁忌证
噻嗪类利尿药	老年高血压、单纯收缩期高血压或伴心力衰竭患者	痛风	妊娠
袢利尿药	肾功能不全、心力衰竭		
醛固酮拮抗剂	心力衰竭、心肌梗死后	肾衰竭、高血钾	
β受体阻断剂	快速性心律失常、心绞痛、慢性心力衰竭、心肌梗死后	Ⅱ~Ⅲ度房室传导阻滞,哮喘	COPD,糖耐量低减,运动员
α受体阻断剂	前列腺增生、高血脂	直立性低血压	心力衰竭

[83-84]

【答案】83. E、84. B

【解析】本组题考查的是支气管哮喘药物应用的注意事项。①异丙托溴铵气雾剂属于M胆碱受体阻断剂,青光眼禁用。②吸入型糖皮质激素(ICS)是目前哮喘长期治疗的首选药物,常用的药物有倍氯米松、布地奈德、氟替卡松等。患者可出现口咽白色念珠菌感染、声音嘶哑,故用药后需用清水漱口。

[85-86]

【答案】85. C、86. D

【解析】本组题考查的是驾驶员应慎用的药物,见下表。

副作用类别	主要药物
引起嗜睡	抗感冒药、抗过敏药、镇静催眠药、抗偏头痛药、质子泵抑制剂
出现眩晕或幻觉	右美沙芬、喷托维林(咳必清)、双氯芬酸、金刚烷胺、双嘧达莫
视物模糊或辨色困难	布洛芬、吲哚美辛、东莨菪碱、硝酸甘油、卡马西平、苯妥英钠、丙戊酸钠、利培酮
出现定向力障碍	哌替啶、雷尼替丁、西咪替丁、法莫替丁、避孕药(长期服用)
多尿或多汗	阿米洛利及复方制剂、利血平氨苯蝶啶片、吲达帕胺、哌唑嗪

[87-88]

【答案】87. A、88. E

【解析】本组题考查的是药物应用的注意事项。①洋地黄(地高辛、西地兰、毒毛花苷K)中毒常见心律失常,快速房性心律失常伴传导阻滞是洋地黄中毒的特征性表现。②在应用他汀类药物时,要定期监测谷丙氨酸氨基转移酶(ALT)、天门冬氨酸氨基转移酶(AST)和肌酸激酶(CK)。

[89-90]

【答案】89. C、90. E

【解析】本组题考查的是不同剂型的药品外观检查的内容,见下表。

剂型	检查内容
片剂	形状一致,色泽均匀,片面光滑,无杂质、污垢;包衣颜色均一,无色斑,且厚度均匀,表面光洁,破开包衣后,片芯的颗粒应均匀,颜色分布均匀,无杂质,片剂的硬度应适中,无磨损、碎片及过硬现象

续表

剂型	检查内容
胶囊剂	外形、大小一致,无瘪粒、变形、膨胀等现象,胶囊壳无脆化,软胶囊无破裂漏油现象
注射剂	包装严密,药液澄明度好,色泽均匀,无变色、沉淀、混浊、结晶、霉变等现象
口服液	外包装严密,无爆瓶、漏液、霉变现象,药液颜色正常,药液气味、黏度正常
散剂	检查有无吸潮结块、发黏、生霉、变色等
糖浆剂	检查有无发霉、发酵及异常酸败气味等
颗粒剂	有无潮解、结块、发霉、生虫、溶化性等
软膏剂	均匀度、细腻度,有无异臭、酸败、干缩、变色、油层析出等变质现象

三、综合分析题(共20题,每题1分,题目分为若干组,每组题目基于同一临床情景、病例、实例或者案例的背景信息逐题展开,每题的备选项中,只有1个最符合题意。)

[91－92]

91.【答案】A

【解析】本题考查的是控释片的特点。控释片比普通片含量高,服药次数少,不宜嚼碎服用,不然会导致低血压;控释片比普通片剂起效慢,血浆峰浓度低。

92.【答案】E

【解析】本题考查的是葡萄柚汁对药物的影响。①二氢吡啶类钙通道阻滞剂:葡萄柚汁对非洛地平、尼索地平、尼莫地平、硝苯地平、普拉地平等都有明显的影响,而对尼卡地平、尼群地平影响不显著,对氨氯地平无影响。②羟甲戊二酰辅酶A还原酶抑制剂:由于辛伐他汀、洛伐他汀是前药,需要经过CYP3A4代谢而产生活性,故与葡萄柚汁同服会增加平滑肌溶解等不良反应。③镇静催眠药:葡萄柚汁可增加口服三唑仑、咪达唑仑、地西泮的AUC和C_{max},但对阿普唑仑无影响。

[93－94]

93.【答案】B

【解析】本题考查的是药物的重复用药现象。酚麻美敏口服液含对乙酰氨基酚、氢溴酸右美沙芬、盐酸伪麻黄碱、马来酸氯苯那敏,与盐酸麻黄碱滴鼻液不存在重复用药。

94.【答案】C

【解析】本题考查的是对乙酰氨基酚混悬滴剂的剂量和用法。成人一次0.3～0.6 g,每隔4小时1次,或一日4次,一日量不宜超过4 g;儿童按体重一次10～15 mg/kg,或按体表面积一日1.5 g/m^2,每隔4～6小时重复用药1次,每日不超过4次,用药不超过3天。

[95－96]

95.【答案】D

【解析】本题考查的是特殊人群的降压治疗。妊娠高血压常用的降压药物有甲基多巴、拉贝洛尔、美托洛尔、氢氯噻嗪及硝苯地平。

96.【答案】A

【解析】本题考查的是特殊人群的降压治疗。硫酸镁是治疗严重先兆子痫的首选药物。

[97－99]

97.【答案】B

【解析】本题考查的是高血压合并其他疾病的药物选择。高血压合并糖尿病,ACEI或ARB

能有效减轻和延缓糖尿病肾病的进展，可作为首选。

98.【答案】A

【解析】本题考查的是高血压药物的类型。卡托普利属于血管紧张素转换酶抑制剂（ACEI）。

99.【答案】A

【解析】本题考查的是高血压的非药物治疗。①控制体重：尽量使 BMI < 24 kg/m^2，对于血压管理、改善胰岛素抵抗、糖尿病、血脂异常和左心室肥厚都有好处。②限盐摄入：一般要求食盐量≤6 g/（人·日）。③补充钾盐：每日吃新鲜蔬菜和水果，如香蕉。④减少脂肪摄入：减少食用油摄入（<25 g/d），鼓励摄入单不饱和脂肪酸（橄榄油等），少吃或不吃肥肉和动物内脏。⑤戒烟少酒、适量运动，减轻精神压力，保持心态平衡。

[100－102]

100.【答案】A

【解析】本题考查的是稳定性心绞痛的药物治疗。联合用药方案为阿司匹林＋ACEI＋β受体阻断剂＋他汀类＋硝酸酯类。

101.【答案】C

【解析】本题考查的是缓解期药物阿司匹林的剂量。阿司匹林的最佳剂量范围为75～150 mg/d。

102.【答案】C

【解析】本题考查的是冠心病的用药注意事项与患者教育。①在正常人群中预防冠心病属一级预防，主要采取的措施有调整生活方式，定期监测血压、血脂和血糖等危险因素。②已有冠心病者还应预防再次梗死和其他心血管事件属二级预防，ABCDE 方案对于指导二级预防有帮助（A 指阿司匹林和 ACEI，B 指 β 受体阻断剂，C 指控制胆固醇和戒烟，D 指控制饮食和糖尿病，E 指健康教育和运动）。③一旦怀疑急性冠心病发作，立即嚼服阿司匹林或舌下用硝酸酯类。④首次使用抗血小板聚集药物及抗凝药时应密切监测出血症状，如大便潜血等。

[103－106]

103.【答案】C

【解析】本题考查的是临床诊断。因实验室检查 WBC 高于正常值，属于感染性腹泻。

104.【答案】B

【解析】本题考查的是药物的临床应用。洛哌丁胺作为非感染性的急慢性腹泻首选药物，不能作为有发热腹泻的治疗药。

105.【答案】A

【解析】本题考查的是治疗腹泻的用药注意事项。药用炭不宜与维生素、抗生素、生物碱、乳酶生及各种消化酶同时服用，因能吸附上述药物，影响它们的疗效。

106.【答案】C

【解析】本题考查的是患儿腹泻家庭用药教育。诺氟沙星禁用于18岁以下儿童及青少年。

[107－108]

107.【答案】A

【解析】本题考查的是良性前列腺增生药物的用药注意事项。非那雄胺和依立雄胺起效缓慢，见效时间为3～6个月，对前列腺增生症状严重者、尿流率严重减慢者、残余尿量较多者不宜选用。

108.【答案】D

【解析】本题考查的是常用治疗 BPH 的药物的不良反应，见下表。

药物	主要不良反应
α 肾上腺素能受体阻断剂(多沙唑嗪、阿呋唑嗪、特拉唑嗪、坦索罗辛)	直立低血压(坦索罗辛很少)、头晕、头痛、心悸、晕厥,逆向射精
5α 还原酶抑制剂(非那雄胺、度他雄胺)	性功能减退、射精障碍、瘙痒、皮疹、乳腺增大
M 胆碱受体阻断剂(奥昔布宁、索利那新、托特罗定)	口干、尿潴留、重症肌无力、闭角型青光眼、正在使用 CYP3A4 抑制剂的重度肾功能不全、肝功能障碍

[109－110]

109.【答案】C

【解析】本题考查的是糖尿病药物的选择。①肥胖型糖尿病患者,首选二甲双胍。②单纯餐后血糖高,而空腹和餐前血糖不高,首选 α－葡萄糖苷酶抑制剂。③餐后血糖升高为主,伴餐前血糖轻度升高,首选噻唑烷二酮类胰岛素增敏剂。④糖尿病合并肾病者可首选格列喹酮。⑤老年人应选择降糖平稳、安全的降糖药物,如 α－糖苷酶抑制剂、GLP－1、DPP－4 等。⑥儿童 1 型糖尿病用胰岛素治疗;2 型糖尿病目前仅有二甲双胍被批准用于儿童。

110.【答案】E

【解析】本题考查的是糖尿病药物的不良反应。二甲双胍的不良反应是乳酸性酸中毒。

四、多项选择题(共 10 题,每题 1 分,每题的备选项中,有 2 个或 2 个以上符合题意,错选、少选均不得分。)

111.【答案】ABCD

【解析】本题考查的是国内药历推荐格式。①基本情况:主要包括患者姓名、性别、年龄、体重或体重指数、出生年月、病案号或病区病床号、医保和费用支付情况、生活习惯和联系方式。②病历摘要:主要包括既往病史、体格检查、临床诊断、非药物治疗情况、既往用药史、药物过敏史、主要实验室检查数据、出院或转归。③用药记录:主要包括药品名称、规格、剂量、给药途径、起始时间、停药时间、联合用药、进食与嗜好、药品不良反应与解救措施。④用药评价:主要包括用药问题与指导、药学干预内容、药物监测数据、药物治疗建设性意见、结果评价等。

112.【答案】ABCE

【解析】本题考查的是处方的审核分类。超常处方主要有:①无适应证用药;②无正当理由开具高价药的;③无正当理由超说明书用药的;④无正当理由为同一患者同时开具 2 种以上药理作用机制相同药物的。

113.【答案】AB

【解析】本题考查的是特殊药品的管理。麻醉药品和第一类精神药品不得零售,医疗机构实行“五专管理”,即专用处方、专用账册、专册登记、专柜加锁、专人负责。

114.【答案】ABC

【解析】本题考查的是患者用药咨询。应尽量提供书面宣传材料的情况主要有:①第一次用药的患者;②使用地高辛、茶碱等治疗窗窄的药物的患者;③用药依从性不好的患者。

115.【答案】ABCE

【解析】本题考查的是产生用药错误的原因。对乙酰氨基酚片为白色属于合格药品,注射用水安瓿瓶字迹不清、腺苷钴胺糖衣片色泽不均、精蛋白锌胰岛素注射液外观可见沉淀物和维生素 C 注射液外观为澄明黄色属于药品质量缺陷。

116.【答案】ABCE

【解析】本题考查的是药源性疾病的治疗措施。主要有:①停用致病药物;②排除致病药物;③拮抗致病药物;④调整治疗方案;⑤对症治疗。

117.【答案】ACD

【解析】本题考查的是解热镇痛药的临床应用。①布洛芬禁用于 14 岁以下儿童、鼻息肉综合征和血管性水肿患者。②氯丙嗪是抗精神病药物,可以降低正常人的体温。

118.【答案】ACDE

【解析】本题考查的是类风湿性关节炎的用药注意事项。①药物剂量应个体化;避免同时选用 2 种以上 NSAIDs。②定期就诊,调整治疗方案,同时预防骨质疏松。③有溃疡病史的患者,宜服用选择性 COX－2 抑制剂,能明显减少胃肠道不良反应。④非甾体抗炎药(NSAIDs)虽能减轻类风湿性关节炎的症状,但不能改变病程和预防关节破坏,故必须与抗风湿药(DMARDs)联合应用。

119.【答案】ABDE

【解析】本题考查的是急性乙醇中毒的解救方法。①单纯急性轻度乙醇中毒不需治疗,居家观察,嘱其保暖,防止呕吐物误吸。②催吐、洗胃和活性炭不适用于单纯酒精中毒患者。③严重者,静脉注射 50% 葡萄糖、胰岛素;肌内注射维生素 B_1、维生素 B_6 及烟酸。④促酒精代谢药物:美他多辛。⑤急性酒精中毒应慎用镇静剂。⑥纳洛酮具有催醒作用,可肌内或静脉注射纳洛酮,禁用阿扑吗啡。

120.【答案】ABC

【解析】本题考查的是蛇类咬伤药物的治疗。急救中忌用吗啡、氯丙嗪、巴比妥类等中枢抑制药和横纹肌抑制药箭毒等。

药学综合知识与技能试卷(2)答案与解析

一、最佳选择题(每题1分,共40题。每题的备选项中,只有1个最符合题意。)

1.【答案】D

【解析】本题考查的是处方结构。处方由前记、正文和后记三部分组成。处方前记包括医疗、预防、保健机构名称,费别(支付与报销类别),患者姓名、性别、年龄、门诊或住院病历号、科别或病区和床位号,临床诊断,开具日期等,并可添加特殊要求的项目。

处方正文用 R_p 或 R 标示,分列药品名称、剂型、规格、数量、用法用量。处方后记有医师签名或加盖专用签章,药品金额以及审核、调配、核对、发药的药学专业技术人员签名或加盖专用签章。

2.【答案】B

【解析】本题考查的是用药错误的级别,见下表。

级别	标准
A 级	客观环境或条件可能引发差错(差错隐患)
B 级	发生差错但未发给患者,或已发给患者但未使用
C 级	患者已使用,但未造成伤害
D 级	患者已使用,需要监测差错对患者的后果,并根据后果判断是否需要采取措施预防和减少伤害
E 级	差错造成患者暂时性伤害,需要采取预防措施
F 级	差错对患者的伤害可导致患者住院或延长住院时间
G 级	差错导致患者永久性伤害
H 级	差错导致患者生命垂危,需要采取维持生命的措施
I 级	差错导致患者死亡

3.【答案】E

【解析】本题考查的是药物的滴注速度。两性霉素 B 静滴速度过快,会引起心室颤动和心跳骤停,故滴注时间应控制在 6 h 以上。

4.【答案】B

【解析】本题考查的是药物的稀释容积。氯化钾注射液切忌直接静脉注射,应于临用前稀释,否则不仅引起剧痛,且致心脏停搏,浓度一般不宜超过 0.2% ~0.4%。

5.【答案】C

【解析】本题考查的是新生儿的药动学特点。(1)吸收:①经胃肠道给药:新生儿的胃黏膜尚未发育完全,胃酸分泌量少,胃排空时间延长达 6 ~8 小时,新生儿口服给药的吸收与成人有显著差别,如口服氨苄西林的吸收率比成人高 1 倍,因此,新生儿用药不应是简单地将成人用药折量后服用。②注射给药:新生儿肌肉组织和皮下脂肪少,局部循环差,使皮下和肌内注射给药的吸收变得不规则,一般不采用皮下或肌内注射。新生儿体液容量小,因此新生儿静脉输液量不能大,输液速度不能过快。③其他途径给药:新生儿的相对体表面积较大,皮肤用药吸收快而多,局部用药过多可致中毒,可引起中毒的药物有硼酸、水杨酸、萘甲唑啉。(2)分布:①新生儿的相对总体液量比成人高,使水溶性药物分布容积增大,血药峰浓度较高,易造成药物中毒。②新生儿血浆蛋白与许多药物的结合力均低于成人,致使血浆中的游离药物浓度升高,容易导致药物中毒,如新生儿不宜用磺胺类药物。(3)代谢:新生儿肝功能尚未健全,影响新生儿对多种药物的代谢,可使药物的代谢减慢,血浆半衰期延长,容易出现蓄积中毒。(4)排泄:新生儿肾小球的滤过率只有成人的30% ~40%,青霉素G、氨基糖苷类抗菌药物、氨茶碱、吲哚美辛等均排泄慢,易蓄积中毒。

6.【答案】B

【解析】本题考查的是常用药品的服用时间。减肥药奥利司他进餐时服用,可减少脂肪吸收率。

7.【答案】E

【解析】本题考查的是麻醉药品和第一类精神药品的管理。麻醉药品和第一类精神药品不得零售,医疗机构实行"五专管理",即专用处方、专用账册、专册登记、专柜加锁、专人负责。

8.【答案】A

【解析】本题考查的是药物信息源的分级。①一级信息源:以期刊发表为主,主要包括实验研究结果、病例报道和评价性的或描述性的研究结果等原创性的论著。②二级信息源:主要用于检索一级文献,包括摘要、引文、索引、文摘数据库或全文数据库。③三级信息源:指在一级和二级的基础上整理后的出版物,主要包括医药图书(工具书、教科书、手册等)、光盘或在线数据库、药学应用软件以及临床实践指南、系统评价或综述性的文章。

9.【答案】B

【解析】本题考查的是三级信息源的特点。①提供的信息全面详实(简明扼要)。②内容广泛,使用方便。③提供的内容不是最新的,因为从编写到出版一本书籍需要很长的时间。④由于作者准备不够充分或鉴于书的篇幅限制,导致书中某些内容的论述不够全面细致。⑤如作者可能对一、二级文献的理解有误或者转录的数据有误,故药师查阅时,需要自己去验证内容的真实性和准确性。

10.【答案】B

【解析】本题考查的是限制饮水的药物。硫糖铝、果胶铋等胃黏膜保护剂,服药后1小时内尽量不要喝水,避免保护层被水冲掉。

11.【答案】D

【解析】本题考查的是渗透压的计算。已知$E=0.21$,$C=2$,$V=1000$,代入下式,得需要氯化钠的量为:

$$W=\frac{(0.9-2\times0.21)\times1000}{100}=4.8(\text{g})。$$

12.【答案】A

【解析】本题考查的是药品的别名。普萘洛尔的别名是心得安,硝苯地平的别名是心痛定,硝酸异山梨酯的别名是消心痛,吲哚美辛的别名是消炎痛,布桂嗪的别名是强痛定。

13.【答案】E

【解析】本题考查的是万古霉素用药的注意事项。①不宜肌内注射或直接静脉注射,滴注速度过快可能出现红人综合征。②滴注速度过快,会导致严重低血压。③静脉滴注时间应在2 h以上。

14.【答案】A

【解析】本题考查的是药物治疗方案制定的一般原则。①药物治疗的前提:保证患者的用药安全。②选择药物的首要标准:药物治疗的有效性。③药物治疗的经济性:以最低的药物成本,实现最好的治疗效果。④药物治疗的规范性:指根据疾病的分型、分期、疾病的动态发展及并发症,对药物选择、剂量、剂型、给药方案及疗程进行规范指导。

15.【答案】C

【解析】本题考查的是循证医学证据级别新五级标准,见下表。

可靠性	等级	内容
证据力强、设计严谨、偏差少	1a	同质随机对照(RCT)的系统评价
	1b	单个随机对照(可信区间窄)
	1c	全或无病案系列
并非所有临床问题都可找到最高等级文献,但应尽可能使用等级高的证据来源	2a	同质队列研究的系统评价
	2b	单个队列研究(包括低质量 RCT,如随访率 <80%)
	2c	结果研究,生态学研究
	3a	同质病例对照研究的系统评价
	3b	单个病例对照
证据力弱、设计薄弱、偏差多	4	病例系列研究(包括低质量队列和病例对照研究)
	5	基于经验未经严格论证的专家意见

16.【答案】B

【解析】本题考查的是糖化血红蛋白的临床意义。糖化血红蛋白能客观地反映测定前3个月内的平均血糖水平,不但能用于糖尿病的诊断,而且能用于糖尿病患者用药的疗效观察和用药监测。

17.【答案】C

【解析】本题考查的是新生儿用药注意。新生儿肝功能尚未健全,影响新生儿对多种药物的代谢,可使药物的代谢减慢,血浆半衰期延长,容易出现蓄积中毒。如氯霉素在用药2~9天后,婴儿开始出现恶心、呕吐、进食困难、腹部膨胀,继而体温过低,肌肉松弛,呼吸困难,面部血管因缺氧而呈灰白色,称为"灰婴综合征"。

18.【答案】D

【解析】本题考查的是妊娠期妇女应用抗菌药物。妊娠期妇女首选的抗菌药物是β-内酰胺类的抗菌药物。

19.【答案】B

【解析】本题考查的是四环素的不良反应。四环素与钙盐形成络合物,沉积于牙齿及骨骼中,致使儿童牙齿黄染,影响骨质发育。

20.【答案】B

【解析】本题考查的是药物对不同阶段胎儿的影响。①妊娠早期受精后半个月以内几乎见不到药物的致畸作用。②受精后3周至3个月是胚胎器官和脏器的分化时期,易受药物影响引起胎儿畸形。③胎儿形成期器官形成过程已经大体完成,牙、中枢神经系统或女性生殖系统还在继续分化发育,药物的不良影响主要影响上述各系统,其他器官一般不致畸。

21.【答案】A

【解析】本题考查的是驾驶员患过敏疾病的药物应用。驾驶员患过敏疾病改用替代药，如过敏时尽量选用对中枢神经抑制作用小的抗过敏药如咪唑斯汀、氯雷他定、地洛他定。

22.【答案】D

【解析】本题考查的是粪常规检查。(1)粪外观检查的临床意义：柏油便黑色有光泽，为上消化道出血。(2)粪隐血可见于：①消化道溃疡，如胃、十二指肠溃疡患者；②消化道肿瘤，如胃癌、结肠癌；③其他疾病，如肠结核、溃疡性结肠炎、急性白血病、伤寒、回归热、钩虫病等。

23.【答案】B

【解析】本题考查的是尿沉渣结晶。①尿酸盐结晶：常见痛风。②草酸盐结晶：常见严重的慢性肾病，或乙二醇、甲氧氟烷中毒。③酪氨酸和亮氨酸结晶：常见严重肝病。④胆红素结晶：常见黄疸、肝癌、肝硬化。⑤脂肪醇结晶：常见膀胱尿潴留、慢性膀胱炎、前列腺增生、慢性肾盂肾炎。⑥结晶尿：服用磺胺药、氨苄西林、巯嘌呤、扑米酮等药物。

24.【答案】D

【解析】本题考查的是新药临床评价的分期，见下表。

分期	病例数	内容	目的
Ⅰ期临床试验	20～30	初步的临床药理学及人体安全性评价阶段	观察人体对于新药的耐受程度和药动学，为制订给药方案提供依据
Ⅱ期临床试验	100	治疗作用的初步评价阶段	初步评价药物对目标适应证患者的治疗作用和安全性，为Ⅲ期临床试验研究的设计和给药剂量方案的确定提供依据
Ⅲ期临床试验	300	治疗确证阶段	进一步验证药物对目标适应证患者的治疗作用和安全性，评价利益与风险关系，为药物注册申请获得批准提供充分的依据
Ⅳ期临床试验	2000	上市后药品临床再评价阶段	考察药品在广泛使用条件下的疗效和不良反应

25.【答案】A

【解析】本题考查的是伪麻黄碱的禁用人群。麻黄碱、伪麻黄碱禁用于高血压、前列腺增生、癫痫、甲状腺功能亢进患者、妊娠及哺乳期妇女，慎用于糖尿病、冠心病者。

26.【答案】C

【解析】本题考查的是肾功能检查。检查指标主要有血清尿素氨升高和血肌酐升高。

27.【答案】C

【解析】本题考查的是肺炎药物的选择。(1)社区获得性肺炎：①青壮年和无基础疾病的CAP患者，常用青霉素类、第一代头孢菌素；②对耐药肺炎链球菌，可用氟喹诺酮类(如莫西沙星、吉米沙星和左氧氟沙星)；③老年人、有基础疾病或需要住院的CAP患者，常用氟喹诺酮类，第二代、第三代头孢菌素。(2)医院获得性肺炎：常用第二代与第三代头孢菌素、β-内酰胺类/β-内酰胺酶抑制剂、氟喹诺酮类或碳青霉烯类。(3)重症肺炎：①常用β-内酰胺类联合大环内酯类或氟喹诺酮类；②青霉素过敏者用氟喹诺酮类和氨曲南；③医院获得性肺炎可用氟喹诺酮类或氨基糖苷类、β-内酰胺类、广谱青霉素/β-内酰胺酶抑制剂、碳青霉烯类，必要时可联合万古霉素或利奈唑胺。

28.【答案】E

【解析】本题考查的是高脂血症药物的服用时间。混合型高脂血症,应用他汀类降低 TC 和 LDL－C,贝特类降低 TG、TC 和 LDL－C,因胆固醇主要在夜间合成,故他汀类睡前服用,他汀类与贝特类合用会增加不良反应,贝特类最好在清晨服用。

29.【答案】E

【解析】本题考查的是抗抑郁症药物应用的注意事项。①用药剂量应逐步递增,尽可能采用最小有效剂量,使不良反应减至最小,以提高服药依从性。②应尽可能单一、足量用药,当换药治疗无效时,可考虑两种作用机制不同的抗抑郁药联合使用。③大多数抗抑郁药需要至少两周才会有显著的情绪改善,故对抑郁症应实施全程治疗,急性期治疗至少要 3 个月,巩固期治疗需要 4～9 个月,复发病例还应进行 1～5 年的维持期治疗。④应注意氟西汀需停药 35 天才能换用 MAOIs,其他 SSRIs 需停药 14 天再换用 MAOIs,MAOIs 停 14 天后才能换用 SSRIs。⑤各种抗抑郁药均不宜与 MAOIs 类药物联合使用,会发生 5－羟色胺综合征,即腹痛、腹泻、出汗、心动过速、血压升高、意识改变、肌阵挛、激惹、敌对和情绪改变,严重者可导致高热、休克,甚至死亡。⑥大多数抗抑郁药对肝脏细胞色素 P450 酶有较强的抑制作用,与它们长期联合使用的药物的降解有可能减缓而使血药浓度升高,引起不良反应。⑦抑郁症患者常有消极悲观厌世观念,服药期间中毒自杀时有发生,以 TCAs 危害最大,TCAs 中毒主要表现为神经、心血管和外周抗胆碱能症状(阿托品中毒症状)、昏迷、痉挛发作、心律失常等,一次吞服 2.5 g 即可致死。⑧要结合非药物治疗,如建立良好的医患关系、心理治疗、体育疗法等。

30.【答案】C

【解析】本题考查的是甲亢药物的选择。由于甲巯咪唑会导致新生儿皮肤缺损的畸形,故妊娠期妇女甲亢首选丙硫氧嘧啶。

31.【答案】B

【解析】本题考查的是钙剂和维生素 D 补充剂量。(1)钙剂:①成人钙摄入推荐量 800 mg/d,此剂量是维护骨骼健康的适宜剂量;②绝经后女性和老年人钙摄入推荐量为 1000～1200 mg/d。(2)维生素 D:①成年人摄入推荐量为 800 IU/d;②老年人维生素 D 推荐剂量为 800～1200IU/d;③口服补充天然维生素 D 最为安全,当有肾功能减退时,宜用阿法骨化醇或骨化三醇。

32.【答案】B

【解析】本题考查的是别嘌醇的用药注意事项。①痛风急性期禁用,一般在痛风发作控制后 2 周开始服用。②滴定增量,监测血尿酸水平。③对肿瘤化疗患者,别嘌醇应在肿瘤化疗前使用。④嗜酒、饮茶或喝咖啡均可降低别嘌醇的疗效。⑤服用后可出现眩晕,用药期间不宜驾驶车船、飞机和操作机械。

33.【答案】A

【解析】本题考查的是骨质疏松症治疗药物的剂量计算。钙原子的分子量为 40,碳酸钙分子量为 100,每片碳酸钙含有钙元素是 $0.5\ g \times \frac{40}{100} = 0.2\ g = 200\ mg$,每日需补充元素钙 600 mg,故需要碳酸钙 1 片,每日三次(tid)。

34.【答案】B

【解析】本题考查的是抗痛风药物的选择。秋水仙碱是痛风急性期的首选药。

35.【答案】C

【解析】本题考查的是抗肿瘤药物不良反应的处理方法。①白细胞下降多开始于用药后1周，至10天左右达到最低点，在低水平维持2~3天开始回升，历时7~10天后可恢复至正常。②当白细胞总数下降至$<2.0\times10^9/L$或中性粒细胞$<1.0\times10^9/L$时，开始应用重组人粒细胞集落刺激因子（C-CSF），一般用到$WBC>10\times10^9/L$。

36.【答案】C

【解析】本题考查的是带状疱疹治疗药物的选择。带状疱疹首选阿昔洛韦，伐昔洛韦经肝脏代谢为阿昔洛韦，其口服生物利用度大于阿昔洛韦。

37.【答案】C

【解析】本题考查的是抗肿瘤药物的不良反应，见下表。

药名	主要不良反应
环磷酰胺、异环磷酰胺	骨髓抑制、出血性膀胱炎
顺铂	耳、肾、神经毒性，消化道反应
米托蒽醌	心脏毒性，骨髓抑制
甲氨蝶呤	肾毒性、肺纤维化、黏膜损伤
阿糖胞苷	肝损害
博来霉素、平阳霉素	肺纤维化
紫杉醇	过敏、心脏传导障碍、末梢神经炎
长春新碱、硼替佐米	末梢神经炎
丝裂霉素	溶血性尿毒症
5-氟尿嘧啶、伊立替康	腹泻

38.【答案】C

【解析】本题考查的是宫内节育器的定义及适应证。①定义：宫内节育器是一种安全、有效、简便、经济、长效和可逆的避孕方法，为我国育龄妇女的主要避孕措施。②适应证：适用于无禁忌证、有意愿使用的育龄女性。

39.【答案】B

【解析】本题考查的是关注药物及食物对华法林的影响。(1)增强华法林疗效的药物主要有抗血小板药、非甾体抗炎药、抗菌药物、鱼油及一些中药（如丹参、当归、银杏等）；食物主要有大蒜、洋葱、葡萄柚、芒果等。(2)减弱华法林疗效的药物主要有维生素K、苯巴比妥、雌激素、糖皮质激素、口服避孕药、螺内酯及一些中药（人参、西洋参、圣约翰草等）；食物主要有西兰花、白菜、韭菜、莴苣、菠菜、花菜、甘蓝等。

40.【答案】E

【解析】本题考查的是常用的特殊解毒剂及应用，见下表。

名称	应用
二巯丙醇	用于砷、汞、金、铋等中毒
依地酸钙钠（解铅乐）	用于铅、锰、铜、镉等中毒，尤以铅中毒疗效好，也可用于镭、钚、铀、钍中毒

续表

名称	应用
青霉胺(D－盐酸青霉胺)	用于铜、汞、铅中毒的解毒,治疗肝豆状核变性病
亚甲蓝(美蓝)	用于氰化物中毒,小剂量可用于亚硝酸盐中毒
硫代硫酸钠	主要用于氰化物中毒,也用于砷、汞、铅中毒等
亚硝酸钠	用于氰化物中毒
碘解磷定(解磷定)	用于有机磷中毒
盐酸烯丙吗啡	用于吗啡、哌替啶急性中毒
乙酰胺(解氟灵)	用于有机氟杀虫农药中毒
乙酰半胱氨酸	用于对乙酰氨基酚过量所致的中毒
纳洛酮	用于急性阿片类及急性乙醇中毒
氟马西尼	用于苯二氮䓬类药物中毒

二、配伍选择题(共50题,每题1分,题目分为若干组,每组题目对应同一组备选项,备选项可重复选用,也可不选用,每题只有一个备选项最符合题意。)

[41－43]

【答案】41. B、42. A、43. E

【解析】本组题考查的是处方中常考的外文缩写及含义,见下表。

外文缩写	中文含义	外文缩写	中文含义
给药时间		给药频次	
ac.	餐前(服)	sos. 或 prn.	必要时
pc.	餐后	qs.	适量
am.	上午,午前	qd.	每日
pm.	下午	qh	每小时
hs.	临睡时	q4h	每4小时
qn.	每晚	qn.	每晚

[44－46]

【答案】44. A、45. B、46. D

【解析】本组题考查的是兴奋剂的危害。①蛋白同化激素(甲睾酮、苯丙酸诺龙):能促使体格强壮、肌肉发达,增强爆发力,并缩短体力恢复时间,但它有潜在的毒副反应,男性会导致阳痿、精子生成减少而影响生育,女性可导致月经紊乱。②肽类激素:人生长激素能刺激骨骼、肌肉和组织的生长发育,表现为手、足、脸以及内部器官的不正常发育。③麻醉药品(可待因、哌替啶、芬太尼):能够让运动员能长时间忍受肌肉疼痛,使伤口进一步恶化,导致呼吸困难和药物依赖。④精神刺激剂(可卡因):会使运动员情绪高涨、斗志昂扬,还能产生欣快感,并提高攻击力,用量大时,会出现中毒症状,严重时会因呼吸麻痹而死亡。⑤易制毒化学品(麻黄碱):能提高运动员的呼吸功能,改善循环,增加供氧能力,并能振奋精神,但长期服用,会有头痛、心慌、失眠、耳鸣、颤抖等不良反应。⑥β受体阻断剂(普萘洛尔):有镇静效果,能消除运动员比赛前的紧张心理,滥用此类药物,会引起头晕、失眠、抑郁、幻觉、低血压,严重者可诱发支气管哮喘。⑦利尿剂(呋塞米):可帮助人短时间内急速降低体重,易造成人体严重脱水、肾衰竭。

[47-48]

【答案】47. D、48. E

【解析】本组题考查的是肠外营养物质可提供的热量。①1g 葡萄糖可提供 4 kcal 热量。②1g 脂肪可提供 9 kcal 热量。③1g 氮可提供 4 kcal 热量,但注意氨基酸转化成蛋白质就不能提供能量。

[49-51]

【答案】49. C、50. E、51. B

【解析】本组题考查的是常见中、外医药学专著及期刊,见下表。

提供的信息	主要专著及期刊
药物综合信息	《中国国家处方集》《中华人民共和国药典临床用药须知》《新编药物学》《马丁代尔药物大典》《药物事实与比较》《医师案头参考》《英国国家处方集》
药品不良反应	《药品不良反应》《梅氏药物副作用》
药物相互作用	《药物相互作用的分析与处理》《Stockley 药物相互作用》
药物配伍禁忌和稳定性	《最新 450 种中西药物注射剂配伍禁忌应用检索表》《注射药物手册》
药理学与药物治疗	《治疗学的药理学基础》《药物治疗学:病理生理学的方法》
药品标准	《中华人民共和国药典》《美国药典-国家处方集》《英国药典》《欧洲药典》《日本药典》
医学	《实用内科学》《西塞尔内科学》《哈里逊内科学原理》《默克诊疗手册》
中文药学期刊	《中国药学杂志》《药物不良反应杂志》《中国新药杂志》《中国药事》《中国药理学报》《中国中药杂志》

[52-54]

【答案】52. B、53. A、54. A

【解析】本组题考查的是药物的适宜溶剂。(1)不宜选用氯化钠注射液溶解的药品:①两性霉素 B:可析出沉淀;②红霉素:可产生胶状不溶物,使溶液出现白色浑浊或结块沉淀;③氟罗沙星:可出现结晶;④普拉睾酮:会出现浑浊;⑤洛铂:可促进降解;⑥哌库溴铵:可使其疗效降低。(2)不宜选用葡萄糖注射液(酸性)溶解的药品:①青霉素:可促进青霉素裂解为无活性的青霉酸和青霉噻唑酸;②大多数头孢菌素:会产生沉淀或浑浊;③苯妥英钠:可析出苯妥英沉淀;④阿昔洛韦:可析出沉淀;⑤瑞替普酶:可使效价降低;⑥泊苷类药物:可析出细微沉淀。

[55-57]

【答案】55. B、56. C、57. E

【解析】本组题考查的是常用药品的服用时间,见下表。

服用时间	药品类别	药品名称	注释
餐前	降糖药	格列本脲、格列齐特、格列吡嗪、格列喹酮、罗格列酮	血浆达峰浓度时间比餐中服用提早,增强疗效

续表

服用时间	药品类别	药品名称	注释
餐中	降糖药	二甲双胍、阿卡波糖、格列美脲	减少对胃肠道的刺激和不良反应
睡前	缓泻药	比沙可啶、液状石蜡	服后约 12 h 排便，于次日晨起泻下

[58－60]

【答案】58. A、59. C、60. B

【解析】本组题考查的是药物应用的注意事项。①口服双膦酸盐类药物应于早晨空腹给药，以避免对食管和胃的刺激，建议用足量水送服，保持坐位或立位，服后 30 min 内不宜进食。②茶叶中的鞣酸能与药物中的多种金属离子如钙（葡萄糖酸钙）、铁（硫酸亚铁、葡萄糖酸亚铁）、钴（维生素 B_{12}）、铋（乐得胃、迪乐）、铝（氢氧化铝、硫糖铝）结合而发生沉淀，从而影响药品的吸收。③由于异烟肼可干扰鱼类蛋白质的分解，使酪胺和组胺在人体内积聚，故用药期间，不宜食用富含组胺的鱼类。

[61－63]

【答案】61. B、62. A、63. C

【解析】本组题考查的是药源性疾病。①消化道溃疡及出血：常见药物有非甾体抗炎药如布洛芬、吲哚美辛、吡罗昔康、阿司匹林等，利尿药如呋塞米、依他尼酸，利血平、吡喹酮、维生素 D。②肝脏疾病：羟甲戊二酰辅酶 A 还原酶抑制剂如洛伐他汀、辛伐他汀和阿托伐他汀等。③神经疾病引起听神经障碍：常见药物有氨基糖苷类抗生素、奎宁、氯喹。

[64－66]

【答案】64. B、65. C、66. D

【解析】本组题考查的是妊娠用药分级标准及常见药物，见下表。

级别	标准	常见药物
A 级	有对照组的早期妊娠妇女中未显示对胎儿有危险，可能对胎儿的伤害极小	各种水溶性维生素、正常剂量的脂溶性维生素 A 和维生素 B、枸橼酸钾、氯化钾、葡萄糖
B 级	动物生殖试验中并未显示对胎儿的危险，但无孕妇的对照组，或对动物生殖试验显示有副反应，但在早孕妇女的对照组中并不能肯定其不良反应	青霉素、阿莫西林、阿昔洛韦、氨苄西林－舒巴坦、头孢哌酮钠－舒巴坦钠、头孢曲松钠、红霉素、阿卡波糖、二甲双胍、对乙酰氨基酚、法莫替丁、雷尼替丁、泮托拉唑
C 级	动物的研究中证实对胎儿有不良反应，但在妇女中无对照组或在妇女和动物研究中无可以利用的资料，药物仅在权衡利大于弊时给药	阿米卡星、氯霉素、咪康唑、万古霉素、氧氟沙星、奥司他韦、格列吡嗪、罗格列酮、瑞格列奈、奥美拉唑、多潘立酮、氨氯地平、美托洛尔
D 级	对人类胎儿的危险有肯定的证据，仅在对孕妇肯定有利时，方可应用	链霉素、甲巯咪唑、缬沙坦－氨氯地平、卡马西平、卡托普利
X 级	动物或人的研究中已证实可使胎儿异常，或基于人类的经验知其对胎儿有危险，该药禁用于妊娠期妇女	辛伐他汀、利巴韦林、米非司酮、沙利度胺、华法林、甲氨蝶呤、米索前列醇

[67 - 68]

【答案】67. B、68. D

【解析】本组题考查的是新药临床评价的分期,见下表。

分期	病例数	内容	目的
Ⅰ期临床试验	20 ~ 30	初步的临床药理学及人体安全性评价阶段	观察人体对于新药的耐受程度和药动学,为制订给药方案提供依据
Ⅱ期临床试验	100	治疗作用的初步评价阶段	初步评价药物对目标适应证患者的治疗作用和安全性,为Ⅲ期临床试验研究的设计和给药剂量方案的确定提供依据
Ⅲ期临床试验	300	治疗确证阶段	进一步验证药物对目标适应证患者的治疗作用和安全性,评价利益与风险关系,为药物注册申请获得批准提供充分的依据
Ⅳ期临床试验	2000	上市后药品临床再评价阶段	考察药品在广泛使用条件下的疗效和不良反应

[69 - 70]

【答案】69. B、70. C

【解析】本组题考查的是白细胞分类计数的临床意义。①中性粒细胞增多:急性感染和化脓性炎症。②嗜酸性粒细胞增多:过敏性疾病如支气管哮喘、荨麻疹、药物性皮疹、食物过敏、血清病、过敏性肺炎等。

[71 - 72]

【答案】71. C、72. E

【解析】本组题考查的是感冒药物应用的注意事项。①服用含有抗过敏药制剂的患者,不宜从事驾车、高空作业或操作精密仪器等工作。②含有鼻黏膜血管收缩药如盐酸伪麻黄碱的制剂,对伴有心脏病、高血压、甲状腺功能亢进、肺气肿、青光眼、前列腺增生者需慎用。③妊娠初始期及哺乳期妇女禁用含有右美沙芬的制剂。④含可待因的复方制剂可引起药物依赖性。

[73 - 74]

【答案】73. D、74. B

【解析】本组题考查的是药物的临床应用。①乳酶生用于偶然性消化不良或进食蛋白食物过多者。②阿苯达唑对蛔、蛲、鞭、钩虫的成虫及幼虫均有较好疗效,适用于多种线虫的混合感染。

[75 - 77]

【答案】75. C、76. D、77. B

【解析】本组题考查的是维生素的临床应用。①维生素 C 可用于防治坏血病、牙龈出血,也可用于各种急、慢性传染疾病及紫癜等的辅助治疗;②维生素 E 能促进生殖力,促进性激素分泌,使男性精子活力和数量增加;女性雌激素浓度增高,提高生育能力,预防流产,临床用于先兆流产和习惯性流产。③口腔溃疡可以口服维生素 B,维持正常的代谢功能,促进病损愈合。

[78－79]

【答案】78. B、79. E

【解析】本组题考查的是营养不良药物的不良反应。(1)维生素C片:①用于预防坏血病,也可用于各种急慢性传染疾病及紫癜等的辅助治疗;②本品突然停药有可能出现坏血病症状,孕妇服用过量时,可诱发新生儿坏血病。(2)硫酸亚铁片:①用于各种原因(如慢性失血、营养不良、妊娠等)引起的缺铁性贫血;②胃肠道不良反应,如恶心、呕吐、黑便。

[80－82]

【答案】80. B、81. E、82. C

【解析】本组题考查的是药物的临床应用。①真菌性阴道炎首选硝酸咪康唑栓,也可用制霉菌素、克霉唑、益康唑栓剂;②急性湿疹:局部用生理盐水、硼酸或高锰酸钾溶液冲洗、湿敷,炉甘石洗剂收敛、保护。亚急性、慢性湿疹应用糖皮质激素。继发感染者合用抗生素;③对皮脂腺分泌过多所致的寻常型痤疮,首选过氧化苯甲酰凝胶。

[83－84]

【答案】83. A、84. B

【解析】本组题考查的是互联网信息的判断。①新颖性系指网站的内容是否及时更新。②归因性系指指明其资料来源,通过超链接指向其材料来源。③合理性系指提供的信息是否涉及某个厂家或某个品牌的药品。④权威性系指提供的药物信息和建议是否均来自受过专门药学培训的人员。

[85－86]

【答案】85. B、86. C

【解析】本组题考查的是治疗支气管哮喘药物的选择。①白三烯受体阻断剂(孟鲁司特和扎鲁司特)是目前除糖皮质激素外唯一可单独使用的哮喘控制性药物,可作为轻度哮喘糖皮质激素的替代治疗药物和中至重度哮喘的联合治疗用药,尤适用于阿司匹林哮喘、运动性哮喘和伴有过敏性鼻炎哮喘患者的治疗。②磷酸二酯酶抑制剂(茶碱类药物)主要用于重症和危重症哮喘,与西咪替丁、喹诺酮类、大环内酯类、普萘洛尔等药物合用,可影响茶碱代谢而使其排泄减慢,故应减少剂量,用药期间需监测其血药浓度。

[87－88]

【答案】87. C、88. B

【解析】本组题考查的是抗结核药物的不良反应。①异烟肼可发生周围神经病,尤其是嗜酒、糖尿病、肾脏疾病、营养不良的患者,同服维生素 B_6 可减少其不良反应。②利福平服药后排泄物呈橘红色,长期大量服用时,不良反应多且严重,如流感样症状、血液系统反应和肝毒性。③乙胺丁醇常见不良反应是球后视神经炎(视力模糊、红绿色盲),通常停药后可恢复。④链霉素属于氨基糖苷类药,损害第八对脑神经,可发生肾毒性和耳毒性。

[89－90]

【答案】89. E、90. A

【解析】本组题考查的是治疗高血脂药物的相关知识。①苯氧芳酸类(贝特类)主要降低血清TG,也可在一定程度上降低TC和LDL－C,升高HDL－C,是高三酰甘油血症的首选药物。②国产中成药血脂康的主要成分是洛伐他汀,主要不良反应为消化道反应和过敏反应,安全性较好。

三、综合分析题(共20题,每题1分,题目分为若干组,每组题目基于同一临床情景、病例、实例或者案例的背景信息逐题展开,每题的备选项中,只有1个最符合题意。)

[91-93]

91.【答案】B

【解析】本题考查的是药物的临床应用。培哚普利属于血管紧张素转化酶抑制剂,临床用于慢性心力衰竭、心肌梗死后伴心功能不全、糖尿病肾病、非糖尿病肾病、代谢综合征、蛋白尿或微量白蛋白尿的高血压患者。

92.【答案】D

【解析】本题考查的是药物的临床应用。阿托伐他汀属于羟甲戊二酰辅酶A还原酶抑制剂,该类药物主要竞争性抑制胆固醇合成过程中的限速酶(HMG-CoA还原酶)的活性,阻断胆固醇的生成,也可以加速血浆LDL的分解代谢,是目前临床上最重要、应用最广的调脂药物。主要降低血清TC和LDL-C,也在一定程度上降低TG,轻度升高HDL-C水平,适应证为高胆固醇血症和以胆固醇升高为主的混合性高脂血症,是高胆固醇血症的首选药物。

93.【答案】E

【解析】本题考查的是药物的不良反应。阿托伐他汀的不良反应是横纹肌溶解和肝毒性,故应用他汀类药物时,要定期监测谷丙氨酸氨基转移酶(ALT)、天门冬氨酸氨基转移酶(AST)和肌酸激酶(CK)。

[94-96]

94.【答案】B

【解析】本题考查的是有机磷农药的中毒解救。解毒药物为阿托品、碘解磷定或氯解磷定。

95.【答案】A

【解析】本题考查的是有机磷农药中毒的临床表现。①毒蕈碱样症状:常见食欲减退、恶心、腹泻、瞳孔缩小、支气管痉挛、呼吸困难、发绀等。②烟碱样症状:常见肌肉震颤、肌无力、心率加快、血压升高等。阿托品仅能拮抗乙酰胆碱的毒蕈碱样作用,胆碱酯酶复活剂主要针对烟碱样症状。

96.【答案】E

【解析】本题考查的是有机磷农药中毒解救的注意事项。应用M胆碱受体阻断剂(阿托品)的注意事项:①阿托品仅能拮抗乙酰胆碱的毒蕈碱样作用,对烟碱样和呼吸肌麻痹无效;②需要与解磷定等胆碱酯酶复活剂同时应用;③治疗重度中毒的原则是“早期、足量、重复给药”;④对伴有体温升高的中毒患者,应物理降温,并慎用阿托品;⑤如患者出现谵妄、幻觉、高热、心率加快甚至昏迷时,则为阿托品中毒,应立即停用,并用毛果芸香碱解毒,但不宜使用毒扁豆碱。

应用胆碱酯酶复活剂的注意事项:①两种以上复活剂同时应用,会增加毒性,与阿托品合用可取得协同效果;②此类药物在碱性溶液中不稳定,可以水解生成剧毒的氰化物,故不能与碱性药物并用。

[97-99]

97.【答案】A

【解析】本题考查的是药物的服用时间。为减少对胃肠道的刺激和不良反应,二甲双胍肠溶片应于餐中服用。

98.【答案】A

【解析】本题考查的是二甲双胍的不良反应。二甲双胍可发生乳酸酸中毒,一旦发生,会导致生命危险,因此应监测肾功能和给予最低有效量,降低乳酸酸中毒的发生风险。

99.【答案】D

【解析】本题考查的是胰岛素的用药注意事项。①注射胰岛素时,两次注射点要间隔 2 cm,以确保胰岛素稳定吸收。②未开启的胰岛素应冷藏保存,冷冻后的胰岛素不可再应用。③使用中的胰岛素笔芯不宜冷藏,但在室温下最长可保存 4 周。

[100－102]

100.【答案】C

【解析】本题考查的是治疗佝偻病药物的选择。口服维生素 D 可用于佝偻病的治疗。

101.【答案】C

【解析】本题考查的是口服维生素 D 的剂量。①佝偻病的预防:我国推荐的预防量为出生后 15 日起至 18 岁补充维生素 D 400 IU/d,或口服胆维丁乳剂。②佝偻病的治疗:口服剂量维生素 D 2000～4000 IU/d,1 个月后改为维持量。

102.【答案】D

【解析】本题考查的是佝偻病的患者教育。①补充维生素 D 的同时要补钙。②日光可促进维生素 D 的合成,促进骨钙沉着。③应从围产期开始预防维生素 D 缺乏,孕妇的维生素 D 补充量一般为 400 IU/d。④婴幼儿满 6 个月后,应增加户外活动时间至每天 1～2 h,暴露头面、手足,及时添加辅食,补充维生素 D。

[103～105]

103.【答案】C

【解析】本题考查的是计算题。布地奈德气雾剂的规格为 5 mL∶10 mg,指每瓶 5 mL,含有主药量为 10 mg。用法为 200 μg,每日两次(bid),每天用主药的量为 400 μg,布地奈德(1 支)可以持续使用的天数为 10 mg/400 μg＝25(天)。

104.【答案】D

【解析】本题考查的是哮喘治疗药物的选择。短效 $β_2$ 受体激动剂(沙丁胺醇和特布他林)是哮喘急性发作的首选药物,有吸入、口服和静脉三种制剂,首选吸入制剂,应采取“按需间歇使用”。

105.【答案】E

【解析】本题考查的是药物的不良反应。布洛芬属于非甾体抗炎药,主要不良反应是胃肠道反应。

[106－108]

106.【答案】A

【解析】本题考查的是疾病的诊断。糖尿病史 5 年,规律口服降糖药,尿检微量白蛋白 150 μg/min,诊断为糖尿病肾病。

107.【答案】D

【解析】本题考查的是糖尿病药物的选择。①肥胖型糖尿病患者,首选二甲双胍。②单纯餐后血糖高,而空腹和餐前血糖不高,首选 α－葡萄糖苷酶抑制剂。③餐后血糖升高为主,伴餐前血糖轻度升高,首选胰岛素增敏剂噻唑烷二酮类。④糖尿病合并肾病者可首选格列喹酮。⑤老年人应选择降糖平稳、安全的降糖药物,如 α - 糖苷酶抑制剂、GLP-1、DPP-4 等。⑥儿童 1 型糖尿病用胰岛素治疗;2 型糖尿病目前仅有二甲双胍被批准用于儿童。

108.【答案】B

【解析】本题考查的是降糖药的不良反应。格列喹酮属于磺酰脲类胰岛素分泌促进剂,主要不良反应为低血糖。

[109 - 110]

109.【答案】B

【解析】本题考查的是脑出血时的药物治疗。脑出血时不急于降血压,应先以脱水药物为主,如甘露醇或甘油果糖等,降颅内压。

110.【答案】E

【解析】本题考查的是脑出血治疗药物的选择。(1)降低颅内压:首先以脱水药物为主,如甘露醇或甘油果糖等,注意尿量、血钾及心肾功能,可选用呋塞米。(2)脑出血时不急于降血压,应先降颅内压。①血压≥200/110 mmHg 时,可考虑降血压治疗,使血压维持在略高于发病前水平或 180/105 mmHg 左右。②收缩压 < 165 mmHg 或舒张压 < 95 mmHg,不需降血压治疗。③血压过低者应升压治疗,以保持脑灌注压。(3)一般情况下,有凝血功能障碍可应用止血药物不超过 1 周。

四、多项选择题(共 10 题,每题 1 分,每题的备选项中,有 2 个或 2 个以上符合题意,错选或少选均不得分。)

111.【答案】ADE

【解析】本题考查的是沟通的技巧。①注意使用通俗易懂的语言,尽量避免用专业术语。②谈话时使用开放式的提问方式,尽量使用短句。③与患者的谈话时间不宜过长。④提供的信息也不宜过多。⑤正确使用微笑、手势等肢体语言。

112.【答案】BCD

【解析】本题考查的是二级信息源的内容。主要用于检索一级文献,包括摘要、引文、索引、文摘数据库或全文数据库。

113.【答案】ABCE

【解析】本题考查的是药品的贮存与保管。不宜冷冻的常用药品有:①胰岛素制剂:胰岛素、胰岛素笔芯等;②人血液制品:人免疫球蛋白、乙型肝炎免疫球蛋白、破伤风免疫球蛋白;③乳剂:脂肪乳;④活菌制剂:双歧三联活菌制剂。

114.【答案】ABCE

【解析】本题考查的是使丙氨酸氨基转移酶(ALT)升高的药物。①某些抗生素:如利福平、林可霉素、多黏菌素、头孢曲松、头孢哌酮、亚胺培南/西司他丁钠等,尤其是红霉素类的酯化物依托红霉素。②抗真菌药:如氟康唑、伊曲康唑、酮康唑。③抗病毒药:如阿昔洛韦、泛昔洛韦。④血脂调节药:如羟甲戊二酰辅酶 A 还原酶抑制剂(他汀类药物)。⑤其他具有肝毒性的药物:如氯丙嗪、异烟肼、奎宁、水杨酸、氨苄西林、利福平等。

115.【答案】ABCD

【解析】本题考查的是高警示药品的管理,见下表。

我国高警示药品推荐目录(2015 年版)

编号	名称	
	药品种类(未加备注的系美国 ISMP 高警示药品目录)	备注
1	100 mL 或更大体积的灭菌注射用水(供注射、吸入或冲洗用)	
2	茶碱类药物(静脉途径)	新遴选列入
3	肠外营养制剂	
4	非肠道和口服化疗药	
5	腹膜和血液透析液	
6	高渗葡萄糖注射液(20% 或以上)	
7	抗心律失常药,静脉注射(如胺碘酮、利多卡因)	
8	抗血栓药(包括抗凝药物、Xa 因子拮抗剂、直接凝血酶抑制剂和血小板、糖蛋白Ⅱb/Ⅲa 受体阻断剂)	
9	口服降糖药	
10	氯化钠注射液(高渗,浓度 >0.9%)	
11	麻醉药,普通、吸入或静脉用(如丙泊酚)	
12	强心药,静脉注射(如米力农)	
13	神经 - 肌肉阻断剂(如琥珀酰胆碱,罗库溴铵,维库溴铵)	
14	肾上腺素受体激动药,静脉注射(如肾上腺素)	
15	肾上腺素受体拮抗药,静脉注射(如普萘洛尔)	
16	小儿用口服的中度镇静药(如水合氯醛)	
17	心脏停搏液	
18	胰岛素,皮下或静脉注射	
19	硬膜外或鞘内注射药	
20	对育龄人群有生殖毒性的药品(如阿维 A 胶囊、异维 A 酸片等)	
21	造影剂,静脉注射	新遴选列入
22	镇痛药/阿片类药物,静脉注射,经皮及口服(包括液体浓缩物,速释和缓释制剂)	
23	脂质体的药物(如两性霉素 B 脂质体)和传统的同类药物(例如两性霉素 B 去氧胆酸盐)	
24	中度镇静药,静脉注射(如咪达唑仑)	
	药品品种(未加备注的系美国 ISMP 高警示药品目录)	备注
1	阿片酊	
2	阿托品注射液(规格 5 mg/mL)	
3	高锰酸钾外用制剂	新遴选列入
4	加压素,静脉注射或骨内注射	新遴选列入

续表

编号	名称	
药品品种(未加备注的系美国 ISMP 高警示药品目录)		备注
5	甲氨蝶呤(口服,非肿瘤用途)	
6	硫酸镁注射液	
7	浓氯化钾注射液	
8	凝血酶冻干粉	
9	肾上腺素,皮下注射	新遴选列入
10	缩宫素,静脉注射	
11	硝普钠注射液	
12	依前列醇,静脉注射	
13	异丙嗪,静脉注射	
14	注射用三氧化二砷	新遴选列入

116.【答案】ABCE

【解析】本题考查的是药品不良反应监测的意义。主要包括:①弥补药品上市前研究的不足;②减少药品不良反应的危害;③促进新药的研制开发;④促进临床合理用药。

117.【答案】ABC

【解析】本题考查的是微生态制剂应用的注意事项。①微生态制剂主要用于肠道菌群失调引起的腹泻,或由寒冷和各种刺激所致的激惹性腹泻。但对由细菌或病毒引起的感染性腹泻早期应用无效;在应用抗感染药和抗病毒药后期,可辅助给予,以帮助恢复菌群的平衡。②微生态制剂多为活菌制剂,不宜与抗生素、药用炭、黄连素和鞣酸蛋白同时应用,以避免效价的降低。如须合用,至少应间隔 2 ~3 h。

118.【答案】ABCE

【解析】本题考查的是引起血钾升高不良反应的抗高血压药物,见下表。

药物名称及类型	主要不良反应
ACEI 类(卡托普利、依那普利)	咳嗽,血钾升高,血管性水肿
ARB 类(氯沙坦、缬沙坦、厄贝沙坦和替米沙坦)	血钾升高,血管性水肿(罕见)
二氢吡啶类 CCB(硝苯地平、氨氯地平)	踝部水肿,头痛,面部潮红
非二氢吡啶类 CCB(维拉帕米、地尔硫䓬)	房室传导阻滞,心脏功能抑制
噻嗪类利尿药(氢氯噻嗪)	血钾降低,血钠降低血尿酸升高
袢利尿药(呋噻米)	血钾降低
保钾利尿药(阿米洛利)	血钾增高
醛固酮拮抗剂(螺内酯)	血钾增高,男性乳房发育
β 受体阻断剂(美托洛尔)	支气管痉挛,心脏功能抑制
α 受体阻断剂(哌唑嗪、特拉唑嗪)	直立性低血压

续表

药物名称及类型	主要不良反应
利血平	抑郁,心动过缓,消化性溃疡
可乐定	低血压,口干,嗜睡

119.【答案】ABCE

【解析】本题考查的是抗乙型肝炎病毒药物。主要有 α－干扰素、拉米夫定、阿德福韦、恩替卡韦、替比夫定和替诺福韦。

120.【答案】AB

【解析】本题考查的是有机磷中毒的解救药物。主要有阿托品、碘解磷定、氯解磷定。

药学综合知识与技能试卷(3)答案与解析

一、最佳选择题(每题1分,共40题。每题的备选项中,只有1个最符合题意。)

1.**【答案】**A

【解析】本题考查的是不宜选用葡萄糖注射液(酸性)溶解的药物。①青霉素:可促进青霉素裂解为无活性的青霉酸和青霉噻唑酸。②大多数头孢菌素:会产生沉淀或浑浊。③苯妥英钠:可析出苯妥英沉淀。④阿昔洛韦:可析出沉淀。⑤瑞替普酶:可使效价降低。⑥泊苷类药物:可析出细微沉淀。

2.**【答案】**D

【解析】本题考查的是中成药与化学药的配伍禁忌。抗结核药异烟肼不宜与昆布合用,昆布片中含碘,在胃酸条件下,与异烟肼发生氧化反应,形成异烟酸、卤化物和氮气,失去抗结核杆菌的作用。

3.**【答案】**D

【解析】本题考查的是药物的相互作用对药效学的影响。(1)作用相加或增强疗效,产生协同作用。①磺胺甲噁唑与甲氧苄啶合用,分别作用于二氢叶酸合成酶和二氢叶酸还原酶,抗菌活性大大增强。②硫酸阿托品与胆碱酯酶复活剂(碘解磷定、氯解磷定)联用,可减少阿托品用量和不良反应,提高有机磷中毒的疗效。③亚胺培南制剂中加入西司他丁钠,后者为肾肽酶抑制剂,保护药品免受破坏,从而增加疗效。④β-内酰胺酶抑制剂与β-内酰胺类抗生素的复方制剂,如阿莫西林/克拉维酸钾、替卡西林/克拉维酸钾、氨苄西林/舒巴坦、头孢哌酮/舒巴坦,β-内酰胺酶抑制剂可抑制β-内酰胺酶,使β-内酰胺类抗生素免受开环破坏,抗菌活性显著增强。⑤苄丝肼或卡比多巴为芳香氨基酸类脱羧酶抑制剂,可抑制外周左旋多巴脱羧转化为多巴胺的过程,提高左旋多巴进入脑组织的量,降低外周性心血管系统的不良反应。⑥铁剂与维生素C合用,后者可促使铁转变为2价铁,从而促进铁吸收,增加疗效。⑦青蒿素与乙胺嘧啶、磺胺多辛合同,可延缓抗药性的产生。⑧磷霉素与β-内酰胺类、氨基糖苷类、大环内酯类、氟喹诺酮类等药物合用,有协同作用,并减少耐药性。(2)减少不良反应:①阿托品与吗啡合用,可减轻后者所引起的平滑肌痉挛,增强镇痛作用。②普萘洛尔与硝酸酯类合用治疗心绞痛,可减少各自的不良反应。(3)敏感化作用:排钾利尿剂(氢氯噻嗪)可使血K^+浓度降低,从而使心脏对强心苷药敏感化,容易发生心律失常。(4)拮抗作用:①氢氯噻嗪类药物可拮抗甲苯磺丁脲的降糖作用。②纳洛酮、纳屈酮是吗啡拮抗剂,可用于吗啡中毒的解救。(5)增加毒性或药品不良反应:①肝素钙与阿司匹林、非甾体抗炎药、双嘧达莫合用,有增加出血的危险。②甲氧氯普胺与吩噻嗪类抗精神病药合用,可加重锥体外系不良反应。③氨基糖苷类与依他尼酸、呋塞米或万古霉素合用,可增加耳毒性和肾毒性。

4.**【答案】**D

【解析】本题考查的是影响代谢的药物。①肝药酶诱导剂:主要有苯巴比妥、苯妥英钠、利福平、卡马西平、地塞米松等,能增强肝药酶的活性,使另一药物的代谢加快,血药浓度降低。因此,与肝药酶诱导剂合用,药物剂量应适当增加。②肝药酶抑制剂:主要有咪唑类抗真菌药、大环内酯类抗生素、异烟肼、西咪替丁、氯霉素、别嘌醇等，能抑制或减弱酶的活性，使另一药物的代谢减慢，增加不良反应。因此，与肝药酶抑制剂合用，药物剂量应酌减。

5.【答案】A

【解析】本题考查的是一级信息源的特点。相比二级和三级信息源，一级信息源的内容更新快，周期短。

6.【答案】C

【解析】本题考查的是高浓度向低浓度稀释。需要95%乙醇 $=\frac{70\% \times 500}{95\%}=368(mL)$。

7.【答案】E

【解析】本题考查的是常用药学网站。(1)政府网站：①国家食品药品监督管理总局(CFDA)网站(www.cfda.gov.cn)。②国家知识产权局网站(www.sipo.gov.cn)。③美国食品药品监督管理局(FDA)网站(www.fda.gov)。④欧盟药监局(EMA)网站(www.ema.europa.eu)。(2)专业学术机构网站：①中国药学会(www.cpa.org.cn)。②世界卫生组织(www.who.int)。③美国药学会(www.aphanet.org)。④美国临床药学学会(www.accp.com)。(3)临床实践网站：①默克诊疗手册(www.Merck.com)。②全球药师(www.globalrph.com)。(4)公共网络资源：①谷歌(www.google.com)。②百度(www.baidu.com)。

8.【答案】E

【解析】本题考查的是血液疾病的药源性疾病。引起再生障碍性贫血，常见药物有氯霉素、吲哚美辛、阿司匹林、对乙酰氨基酚、环磷酰胺、甲氨蝶呤、氯喹、苯妥英钠、丙硫氧嘧啶、复方磺胺甲噁唑等。

9.【答案】A

【解析】本题考查的是引起“双硫仑样反应”的药物。在使用甲硝唑、替硝唑、头孢曲松、头孢哌酮、氯丙嗪、呋喃唑酮等时饮酒，会出现“双硫仑样反应”，即有面部潮红、头痛、眩晕、腹痛、胃痛、恶心、呕吐、气促、嗜睡、血压降低、幻觉等症状，故在使用上述药物期间，应避免饮酒。

10.【答案】B

【解析】本题考查的是药物对不同阶段胎儿的影响。①妊娠早期受精后半个月以内几乎见不到药物的致畸作用。②受精后3周至3个月是胚胎器官和脏器的分化时期，易受药物影响引起胎儿畸形。

11.【答案】D

【解析】本题考查的是胰岛素的用药注意事项。①注射胰岛素时，两次注射点要间隔2 cm，以确保胰岛素稳定吸收。②未开启的胰岛素应冷藏保存，冷冻后的胰岛素不可再应用。③使用中的胰岛素笔芯不宜冷藏，但在室温下最长可保存4周。

12.【答案】D

【解析】本题考查的是老年患者潜在不适当用药的Beers标准。胺碘酮可产生多种毒性(如甲状腺、肺)及Q－T间期延长，避免使用抗心律失常药物作为房颤的一线用药。

13.【答案】D

【解析】本题考查的是肾功能不全患者的用药原则。①明确诊断，合理选药。②避免或减少使用肾毒性大的药物。③注意药物相互作用，特别应避免与有肾毒性的药物合用。④肾功能不全而肝功能正常者可选用双通道(肝肾)消除的药物。⑤肾功能不全又必须使用有明显肾毒性的药物时，可以延长给药间隔或减少给药剂量。

14.【答案】D

【解析】本题考查的是治疗药物评价的内容。主要有有效性、安全性、经济性和药品质量。

15.【答案】E

【解析】本题考查的是药品包装的识别。①内包装:系指直接与药品接触的包装(如安瓿、注射剂瓶、铝箔等)。②外包装:系指内包装以外的包装,由里向外分为中包装和大包装。③药品最小包装:指最小销售单元的包装。④包装的识别举例:如标示为 25 mg×12 片/盒×10×30,则表示最小包装的药品规格和数量是 25 mg×12 片/盒,中包装有 10 小盒,大包装有 30 中盒。⑤药品的内包装应符合药用要求。

16.【答案】A

【解析】本题考查的是 1% 盐酸麻黄碱滴鼻液的用药指导。①麻黄碱、伪麻黄碱禁用于高血压、前列腺增生、癫痫、甲状腺功能亢进患者、鼻腔干燥和萎缩性鼻炎、幽门梗阻、膀胱颈梗阻、妊娠及哺乳期妇女,慎用于糖尿病、冠心病者。②用滴鼻药前要将鼻涕擤干净,擤鼻时要压住一侧鼻翼,将分泌物轻轻擤出来;不能捏住双侧鼻翼用力擤,这样容易将分泌物通过咽鼓管挤入中耳,引起化脓性中耳炎。如鼻腔内有痂皮,可用温水清洗,等干痂变软取出后,再滴药水。③滴鼻时须取鼻部低于口和咽部的体位,如仰卧于床上,头向后伸,鼻孔朝上或取坐位头尽量向后仰,这样能避免药液流入咽部而引起口干、口苦。④滴药后,要静卧 3~5 min,并轻压双侧鼻翼 3~4 次,让药液与鼻黏膜接触,然后坐起,使多余药液从前鼻孔流出。滴鼻液用量应按照说明书或医嘱,一般每日 3 次,每次每侧 2~3 滴为宜。⑤使用鼻喷雾剂时患者采取端坐位,头稍后仰,喷头插入一侧鼻孔,不宜过深,以免损伤鼻黏膜,喷射方向为前后位,但宜稍偏向外侧壁。喷射时可作深呼吸,喷完后可屏气几秒钟,在短时间内勿做擤鼻动作,延长药物作用时间。⑥向鼻内滴药时,滴管头不要碰到鼻部,以免污染药液。⑦加强体质锻炼,增强身体抵抗力,在条件许可的情况下,逐渐用冷水洗鼻、洗澡,也可坚持鼻部按摩,提高呼吸道的免疫力。

17.【答案】B

【解析】本题考查的是乙型肝炎血清免疫学检查。乙型肝炎病毒表面抗体(抗 - HBs,HBsAb):①乙型肝炎恢复期,机体逐渐在清除病毒。②既往曾感染过乙肝病毒,现已恢复,且对乙肝病毒具有一定的免疫力。③接种乙肝疫苗,机体对乙肝病毒具有免疫力。

18.【答案】E

【解析】本题考查的是维生素的分类。①脂溶性维生素:常用药物有维生素 A、D、E 和 K 等。②水溶性维生素:常用药物有维生素 B_1、B_2、B_4、B_6、B_{12}、烟酸、烟酰胺、维生素 C、叶酸、泛酸等。

19.【答案】A

【解析】本题考查的是神经氨酸酶抑制剂。奥司他韦、扎那米韦是一类全新作用机制的抗流感药,在流感症状初始 48 h 内使用较为有效。

20.【答案】E

【解析】本题考查的是荨麻疹患者的用药注意事项。①抗过敏药会引起困倦、嗜睡等不良反应,驾车、高空作业、精密机械操作者,在工作前不得服用或在服用后间隔 6 h 以上再从事上述活动。②服用抗过敏药会出现口干,对患有良性前列腺增生症的老年男性者可能引起尿潴留。③依巴斯汀有引起尖端扭转型室性心动过速或 Q - T 间期延长的危险,故患先天性 Q - T间期延长综合征者不宜应用。④妊娠期和哺乳期妇女应慎用抗过敏药。⑤应用抗过敏药物 3 天后仍不见疗效，请及时去医院诊治。

21.【答案】C

【解析】本题考查的是高血压药物的用药禁忌，见下表。

药物分类	禁忌证	
	绝对禁忌证	相对禁忌证
ACEI 类	高血钾、双侧肾动脉狭窄、妊娠期	
ARB 类	同 ACEI 类	
CCB 类非二氢吡啶类	Ⅱ Ⅲ度房室传导阻滞，心力衰竭	心力衰竭
CCB 类二氢吡啶类	无	心动过速、心力衰竭者
噻嗪类利尿药	痛风	妊娠
袢利尿药		
醛固酮拮抗剂	肾衰竭、高血钾	
β 受体阻断剂	Ⅱ－Ⅲ度房室传导阻滞，哮喘	COPD，糖耐量低，运动员
α 受体阻断剂	直立性低血压	心力衰竭

22.【答案】C

【解析】本题考查的是缓解期的药物治疗。阿司匹林的最佳剂量范围为 75 ~ 150 mg/d，不良反应为胃肠道出血或过敏反应。

23.【答案】B

【解析】本题考查的是儿童用药的知识。喹诺酮类药物可引起儿童关节痛、关节肿胀及软骨损害，影响骨骼发育。

24.【答案】A

【解析】本题考查的是老年人用药药动学方面的改变。老年人胃肠道肌肉纤维萎缩，张力降低，胃排空延缓，胃酸分泌减少，这些胃肠道功能的变化对被动扩散方式吸收的药物几乎没有影响，如阿司匹林、对乙酰氨基酚等，但对于按主动转运方式吸收的药物如维生素 B_1、维生素 B_6、维生素 B_{12}、维生素 C、铁剂、钙剂等吸收减少。

25.【答案】A

【解析】本题考查的是帕金森病药物的禁忌证，见下表。

药物	禁忌证	注意事项
抗胆碱药（苯海索）	闭角型青光眼及前列腺肥大患者禁用，老年患者慎用	如加用左旋多巴，需隔开 2 ~ 3 h；与三环类抗抑郁药或 MAO 抑制剂合用，会增强抗胆碱作用
促多巴胺释放剂（金刚烷胺）	哺乳期妇女禁用，肾功能不全、癫痫、严重胃溃疡、肝病患者慎用	不宜晚上服用（易引起幻觉、噩梦）
复方左旋多巴（苄丝肼－左旋多巴、卡比多巴－左旋多巴）	活动性消化道溃疡者慎用，闭角型青光眼、精神病患者禁用	易诱发致残性的运动并发症
多巴胺受体（DR）激动剂（普拉克索）		连续大量使用 3 ~ 5 年产生受体低敏，疗效减退

续表

药物	禁忌证	注意事项
单胺氧化酶抑制剂(MAOB)(司来吉兰)	胃溃疡者慎用	应避免与5-羟色胺再摄取抑制剂合用
儿茶酚氧位甲基转移酶(COMT)抑制剂(恩托卡朋)		可有腹泻、头痛、多汗、口干、丙氨酸氨基转移酶升高、腹痛、尿色变黄等

26.【答案】A

【解析】本题考查的是社区获得性肺炎药物的选择。社区获得性肺炎:①青壮年和无基础疾病的CAP患者,常用青霉素类、第一代头孢菌素。②对耐药肺炎链球菌,可用氟喹诺酮类(如莫西沙星、吉米沙星和左氧氟沙星)。③老年人、有基础疾病或需要住院的CAP,常用氟喹诺酮类,第二、三代头孢菌素。

27.【答案】B

【解析】本题考查的是双膦酸盐的用药注意事项。①主要不良反应为食管炎。②为减少不良反应,不要同时使用2种双膦酸盐药。③低钙血症者禁用。④高浓度快速注入时,在血液中可能与螯合钙形成复合物导致肾衰竭。⑤口服双膦酸盐应于早晨空腹给药,以避免对食管和胃的刺激,建议用足量水送服,保持坐位或立位,服后30 min内不宜进食。

28.【答案】D

【解析】本题考查的是根除幽门螺杆菌(Hp)的一线方案,见下表。

四联疗法方案	示例	注意事项
PPI+克拉霉素+阿莫西林+铋剂(7~14 d)	埃索美拉唑20 mg bid 餐前30 min	1. 无青霉素过敏史并曾用过青霉素,否则做皮试 2. 克拉霉素避免与他汀类同服,分餐制,避免再感染
	枸橼酸铋钾0.6 g bid 餐前30 min	
	阿莫西林1.0 g bid 餐后30 min	
	克拉霉素500 mg bid 餐后30 min	
PPI+克拉霉素+甲硝唑+铋剂(7~14 d)	甲硝唑0.4 g bid 餐后30 min	用于青霉素过敏,但耐药性较高
	其他同上	

29.【答案】D

【解析】本题考查的是甲状腺功能减退治疗药物的选择。①治疗目标是将血清TSH和甲状腺激素水平恢复到正常范围内,需要终生服药。②左甲状腺素钠片应于早餐前半小时空腹将1日剂量1次性用水送服。③妊娠期妇女甲亢首选丙硫氧嘧啶。④服用过量可能出现甲状腺功能亢进症状。

30.【答案】D

【解析】本题考查的是高血压合并其他疾病的药物选择。高血压合并糖尿病,往往同时还伴有肥胖和血脂代谢紊乱,ACEI或ARB能有效减轻和延缓糖尿病肾病的进展,可作为首选。

31.【答案】B

【解析】本题考查的是维生素D中毒的临床症状。维生素D长期大量服用可能引起中毒,中毒的主要症状表现为乏力、血压高、头痛、激惹、呼吸道感染、恶心、呕吐、口渴、食欲不振、腹泻或便秘、多尿、间质性肾炎、肾结石等。

32.【答案】B

【解析】本题考查的是抗痛风药应用的注意事项。别嘌醇在痛风急性期禁用，一般在痛风发作控制后2周开始服用。

33.【答案】D

【解析】本题考查的是尿路感染的用药注意事项。根据尿培养结果选择对致病菌敏感、泌尿道浓度高、不良反应小的抗菌药物；经验性用药有头孢氨苄、阿莫西林、喹诺酮类、TMP/SMZ等药物。

34.【答案】C

【解析】本题考查的是与胃酸相关疾病的常用药物及不良反应。西咪替丁具有肝损害，影响性功能，不常用。

35.【答案】E

【解析】本题考查的是巨幼细胞性贫血的药物选择。对于不能明确原因的巨幼细胞性贫血，应同时给予叶酸和维生素 B_{12} 治疗，否则单用叶酸会加重维生素 B_{12} 缺乏，加重神经系统损伤。

36.【答案】C

【解析】本题考查的是抗肿瘤药引起的不良反应。恶心、呕吐是最常见的化疗反应，用5-HT_3受体拮抗剂（格拉司琼、昂丹司琼、托烷司琼等），与糖皮质激素（地塞米松）合用，效果会更好。

37.【答案】E

【解析】本题考查的是癌症患者需要按阶梯应用止痛药。①第一阶梯：多指NSAIDs，如对乙酰氨基酚、布洛芬、双氯芬酸，当疼痛得不到缓解时，不宜换用另一种NSAIDs类药物，应该直接升到第二阶梯。②第二阶梯：弱阿片类药物，如可待因、二氢可待因、曲马多等。③第三阶梯：强阿片类，以吗啡为代表，主要药物有吗啡（有多种剂型，如注射剂，即释、缓释口服吗啡）、芬太尼透皮贴剂、美沙酮、哌替啶、二氢埃托啡、羟考酮。

38.【答案】A

【解析】本题考查的是类风湿性关节炎药物的选择。（1）非选择性NSAIDs：①常用药物有布洛芬、萘普生、双氯芬酸等。②可出现肠道、肾脏、肝脏、血液系统等不良反应，少数患者发生过敏反应（皮疹、哮喘），以及耳鸣、听力下降，无菌性脑膜炎等。（2）选择性COX-2抑制剂：①常用药物有塞来昔布。②与非选择性的NSAIDs相比，能明显减少严重胃肠道的不良反应。

39.【答案】C

【解析】本题考查的是常用的特殊解毒剂及应用，见下表。

名称	应用
二巯丙醇	用于砷、汞、金、铋等中毒
依地酸钙钠（解铅乐）	用于铅、锰、铜、镉等中毒，尤以铅中毒疗效好，也可用于镭、钚、铀、钍中毒
青霉胺（D-盐酸青霉胺）	用于铜、汞、铅中毒的解毒，治疗肝豆状核变性病
亚甲蓝（美蓝）	用于氰化物中毒，小剂量可用于亚硝酸盐中毒
硫代硫酸钠	主要用于氰化物中毒，也用于砷、汞、铅中毒等解毒
亚硝酸钠	用于氰化物中毒

续表

名称	应用
碘解磷定(解磷定)	用于有机磷中毒
盐酸烯丙吗啡	用于吗啡、哌替啶急性中毒
乙酰胺(解氟灵)	用于有机氟杀虫农药中毒
乙酰半胱氨酸	用于对乙酰氨基酚过量所致的中毒
纳洛酮	用于急性阿片类及急性乙醇中毒
氟马西尼	用于苯二氮䓬类药物中毒

40.【答案】A

【解析】本题考查的是有机磷中毒。如患者出现谵妄、幻觉、高热、心率加快甚至昏迷时,则为阿托品中毒,应立即停用,并用毛果芸香碱解毒,但不宜使用毒扁豆碱。

二、配伍选择题(共50题,每题1分,题目分为若干组,每组题目对应同一组备选项,备选项可重复选用,也可不选用,每题只有一个备选项最符合题意。)

[41-42]

【答案】41. A、42. C

【解析】本组题考查的是药物相互作用对药动学的影响。(1)影响吸收:①含有 Ca^{2+}、Mg^{2+}、Al^{3+}、Bi^{3+} 的药物与四环素类同服,可形成难溶性的络合物而影响吸收。②阿托品等解痉药可延缓胃排空,增加药物的吸收,而甲氧氯普胺、多潘立酮等增加胃动力药可减少药物在肠道中滞留时间,影响药物吸收。(2)影响分布:阿司匹林、依他尼酸、水合氯醛等均具有较强的血浆蛋白结合力,与口服磺酰脲类降糖药、抗凝血药、抗肿瘤药等合用,可使后者的游离型药物增加,血浆药物浓度升高。(3)影响代谢:①肝药酶诱导剂:主要有苯巴比妥、苯妥英钠、利福平、卡马西平、地塞米松等,能增强肝药酶的活性,使另一药物的代谢加快,血药浓度降低。因此,与肝药酶诱导剂合用,药物剂量应适当增加。②肝药酶抑制剂:主要有咪唑类抗真菌药、大环内酯类抗生素、异烟肼、西咪替丁、氯霉素、别嘌醇等,能抑制或减弱酶的活性,使另一药物的代谢减慢,增加不良反应。因此,与肝药酶抑制剂合用,药物剂量应酌减。(4)影响排泄:丙磺舒、阿司匹林、吲哚美辛、磺胺药可减少青霉素自肾小管的排泄,使青霉素的血浆药物浓度增高,血浆半衰期延长。

[43-44]

【答案】43. A、44. B

【解析】本组题考查的是对处方审核结果的分类。(1)不规范处方:①处方的内容缺项,书写不规范或者字迹难以辨认的。②医师签名、签章不规范或者与签名、签章的留样不一致的。③早产儿、新生儿、婴幼儿处方未写明体重或日、月龄的。④化学药、中成药与中药饮片未分别开具处方的,单张处方超过5种药品的。⑤未使用药品规范名称开具处方的。⑥门诊处方超过7日用量,急诊处方超过3日用量未注明理由的。⑦用法、用量使用“遵医嘱”、“自用”等含糊不清字句的。⑧处方修改未签名并注明修改日期,或药品超剂量使用未注明原因和再次签名的。⑨开具特殊管理药品处方未执行国家有关规定的。⑩中药饮片处方药物未按照“君、臣、佐、使”的顺序排列,或未按要求标注药物调剂、煎煮等特殊要求的。(2)不适宜处方:①适应证不适宜的。②遴选的药品不适宜的。③药品剂型或给药途径不适宜的。

④无正当理由不首选国家基本药物的。⑤用法、用量不适宜的。⑥联合用药不适宜的。⑦重复给药的。⑧有配伍禁忌或者不良相互作用的。(3)超常处方:①无适应证用药。②无正当理由开具高价药的。③无正当理由超说明书用药的。④无正当理由为同一患者同时开具2种以上药理作用机制相同的药物。

[45-47]

【答案】45. B、46. D、47. C

【解析】本组题考查的是常用药品的服用时间,见下表。

服用时间	药品类别	药品名称	注释
清晨	糖皮质激素	泼尼松、泼尼松龙、地塞米松、可的松	糖皮质激素的分泌呈昼夜节律性变化,血药浓度峰值一般在早上7~8时
	抗高血压药	氨氯地平、依那普利、贝那普利、拉西地平、氯沙坦、缬沙坦、索他洛尔	有效控制杓型血压
	抗抑郁药	氟西汀、帕罗西汀、瑞波西汀、氟伏沙明	病症常表现为晨重晚轻
	利尿药	呋塞米、螺内酯	避免夜间排尿次数过多
	驱虫药	阿苯达唑、甲苯咪唑、哌嗪、噻嘧啶	增加药物与虫体的直接接触
	泻药	硫酸镁	可迅速在肠道发挥作用
餐前	胃黏膜保护药	磷酸铝、复方三硅酸镁、复方铝酸铋	可充分地附着于胃壁,形成一层保护屏障
	促胃动力药	甲氧氯普胺、多潘立酮、莫沙必利	促进胃蠕动和食物向下排空,帮助消化
	降糖药	格列本脲、格列齐特、格列吡嗪、格列喹酮、罗格列酮	血浆达峰浓度时间比餐中服用提早,增强疗效
	钙、磷调节药	阿仑膦酸钠、丙氨膦酸二钠、氯屈膦酸钠	便于吸收,避免对食管和胃的刺激
	抗菌药物	头孢拉定、头孢克洛、氨苄西林、阿莫西林、阿奇霉素、克拉霉素、利福平	进食可延缓药物吸收
餐中	降糖药	二甲双胍、阿卡波糖、格列美脲	减少对胃肠道的刺激和不良反应
	非甾体抗炎药	舒林酸、吡罗昔康、依索昔康、美洛昔康	可使镇痛作用持久、减少胃黏膜的出血
	肝胆辅助药	熊去氧胆酸	可减少胆汁、胆固醇的分泌,有利于胆固醇的溶解
	抗血小板药	噻氯匹定	可提高生物利用度并减少胃肠道不良反应
	减肥药	奥利司他	可减少脂肪的吸收率
	分子靶向抗肿瘤药	伊马替尼	可减少对消化道的刺激
	抗结核药	乙胺丁醇、对氨基水杨酸	进餐时服用可减少对消化道的刺激

续表

服用时间	药品类别	药品名称	注释
餐后	非甾体抗炎药	阿司匹林、贝诺酯、对乙酰氨基酚、吲哚美辛、布洛芬、双氯芬酸	减少对胃肠的刺激，唯有塞来昔布除外，食物可延缓其吸收
	维生素	维生素 B_1、维生素 B_2	随食物缓慢进入小肠以利于吸收
	组胺 H_2受体阻断剂	西咪替丁、雷尼替丁、法莫替丁	餐后服比餐前服效果佳，因为餐后胃排空延迟，有更多的抗酸和缓冲作用时间
睡前	催眠药	水合氯醛、咪达唑仑、艾司唑仑、异戊巴比妥、地西泮、硝西泮、苯巴比妥	失眠者可择时选用，服后安然入睡
	平喘药	沙丁胺醇、二羟丙茶碱	哮喘多在凌晨发作，睡前服用止喘效果更好
	调血脂药	洛伐他汀、辛伐他汀、普伐他汀、氟伐他汀、瑞舒伐他汀、阿托他汀	肝脏合成胆固醇峰期多在夜间，晚餐后服药有助于提高疗效
	抗过敏药	苯海拉明、异丙嗪、氯苯那敏、特非那定、赛庚啶、酮替芬	服后易出现嗜睡、困乏，睡前服用安全并有助于睡眠
	钙剂	碳酸钙	
	缓泻药	比沙可啶、液状石蜡	服后约 12 h 排便，于次日晨起泻下
清晨和睡前	钙剂	碳酸钙	以减少食物对钙吸收的影响
早低晚高	β_2受体激动剂	特布他林	8 时口服 5 mg，20 时服 10 mg，可昼夜保持稳定的血药浓度，有效控制哮喘的发作

[48 –49]

【答案】48. D、49. E

【解析】本组题考查的是饮食对药物疗效的影响。①由于高蛋白食物阻碍左旋多巴的吸收，使药效降低，故口服左旋多巴时，宜少吃高蛋白食物。②由于灰黄霉素主要在十二指肠吸收，高脂肪食物可促进胆汁的分泌，使灰黄霉素的吸收显著增加，故服用灰黄霉素时，应多食脂肪。

[50 –51]

【答案】50. B、51. E

【解析】本组题考查的是药品的贮存与保管。(1)需要防潮保管的药品：①抗生素：如注射用氨苄西林及氨苄西林胶囊、注射用普鲁卡因青霉素。②维生素：如维生素 B 片、维生素 C 片及泡腾片、鱼肝油丸、复方氨基酸片或胶囊。③消化系统用药：如胰酶片、胃蛋白酶片及散剂、酵母片、硫糖铝片、双八面蒙脱石散。④抗贫血药：如硫酸亚铁片、乳酸亚铁片、葡萄糖酸亚铁片、多糖铁丸、富马酸亚铁片。⑤电解质及微量元素：如氯化钾片、氯化铵片、碳酸氢钠片、口服补液盐。⑥镇咳祛痰平喘药：如复方甘草片、氨茶碱片。⑦解热镇痛药：如阿司匹林片。⑧易风化的药品：如阿托品、可待因、硫酸镁。(2)需要在冷处贮存的常用药品：①胰岛素制剂：胰岛素、胰岛素笔芯等。②人血液制品：乙型肝炎免疫球蛋白、破伤风免疫球蛋白。

③生物制品:促肝细胞生长素、重组人血管内皮抑制素注射液。④抗凝药:尿激酶、凝血酶、链激酶、巴曲酶注射剂。⑤微生态制剂:双歧三联活菌胶囊。

[52 - 54]

【答案】52. A、53. C、54. E

【解析】本组题考查的是药物治疗方案制定的一般原则。①药物治疗的前提:保证患者的用药安全。②选择药物的首要标准:药物治疗的有效性。③药物治疗的经济性:以最低的药物成本,实现最好的治疗效果。④药物治疗的规范性:指根据疾病的分型、分期、疾病的动态发展及并发症,对药物选择、剂量、剂型、给药方案及疗程进行规范指导。

[55 - 57]

【答案】55. D、56. A、57. B

【解析】本组题考查的是血生化检查指标的临床意义。淀粉酶:(1)增高:①急性胰腺炎。②其他疾病:如急性腮腺炎、肾功能不全、肺癌、卵巢癌、胆囊炎、消化性溃疡穿孔、急性阑尾炎、异位妊娠破裂、创伤性休克、酮症酸中毒、肾移植后、肺炎、急性酒精中毒等。(2)降低:见于肝癌、肝硬化、糖尿病等。血尿酸:(1)增高:①生理性:如食用高嘌呤食物、木糖醇摄入过多、剧烈运动、禁食。②疾病:如痛风、急慢性肾炎、肾结核、重症肝炎等。③核蛋白代谢增强:如粒细胞性白血病、溶血性贫血、恶性贫血、甲状腺功能亢进、一氧化碳中毒、牛皮癣等。④用药:应用非甾体抗炎药(阿司匹林、贝诺酯)、利尿剂(氢氯噻嗪、依他尼酸)、抗高血压药(利血平、氯沙坦)、胰岛素、免疫抑制剂(环孢素)、抗结核药(吡嗪酰胺、乙胺丁醇)和维生素(维生素 C、B)等药物。(2)减少:①疾病:如恶性贫血。②饮食:如高糖、高脂肪饮食。肌酸激酶(CK):(1)增高:①急性心肌梗死:在发病后 2 ~ 4 h 开始上升,12 ~ 48 h 达峰,2 ~ 4 天恢复正常。②各种肌肉疾病:如各种肌肉损伤、多发性肌炎、手术后、剧烈运动等。③脑血管疾病:如脑梗死、酒精中毒、惊厥、癫痫、甲状腺功能减退出现黏液性水肿。④用药:应用羟甲戊二酰辅酶 A 还原酶抑制剂(他汀类)。(2)降低:见于肝硬化。

[58 - 59]

【答案】58. A、59. D

【解析】本组题考查的是发热药物的选择和注意事项。①布洛芬有头晕、头昏、头痛和斑丘疹性红斑或麻疹性皮炎及全身瘙痒的报道,并可发生尿潴留和水肿,故有心功能不全史的患者应慎用,肾功能明显障碍的患者使用本药有发生急性肾衰竭的报道,故肾功能不良者应慎用,并作严密监护。②对乙酰氨基酚对胃肠道刺激小,正常剂量下安全有效,但大剂量对肝脏有损害,是退热的首选药,尤其适宜老年人和儿童服用。

[60 - 61]

【答案】60. E、61. B

【解析】本组题考查的是感冒的用药注意事项。①服用含有抗过敏药制剂者,不宜从事驾车、高空作业或操作精密仪器等工作。②妊娠初始期及哺乳期妇女禁用含有右美沙芬的制剂。

[62 - 64]

【答案】62. B、63. E、64. A

【解析】本组题考查的是药物的不良反应。①加替沙星会引起糖代谢紊乱,并影响肾功能,故糖尿病患者禁用。②伪麻黄碱可能导致血压升高,故禁用于高血压。③阿司匹林、氢氯噻嗪等可致血尿酸水平升高。

[65－67]

【答案】65. D、66. E、67. A

【解析】本组题考查的是便秘的用药注意事项。①乳果糖禁用于乳酸血症患者，慎用于糖尿病患者。②比沙可啶有较强刺激性，服药时不得嚼碎，整片吞服，服药前后 2h 不要喝牛奶、口服抗酸剂或刺激性药；比沙可啶禁用于急腹症者，慎用于妊娠期妇女。③硫酸镁宜在清晨空腹服用，并大量饮水，以加速导泻和防止脱水，老年人应慎用硫酸镁。

[68－69]

【答案】68. B、69. E

【解析】本组题考查的是阴道炎的临床用药。①真菌性阴道炎：首选咪康唑。②滴虫性阴道炎：首选甲硝唑。③曲古霉素：对滴虫、阿米巴原虫、念珠菌均有抑制作用。④聚甲酚磺醛：用于滴虫、细菌、真菌引起的阴道感染。⑤制霉菌素：对毛滴虫及真菌均有抑制作用，对混合感染者最为适宜。

[70－71]

【答案】70. A、71. E

【解析】本组题考查的是常用的抗痛风药物及不良反应，见下表。

药名	作用机制	适应证	主要不良反应
秋水仙碱	抑制粒细胞浸润	急性期痛风首选	骨髓抑制、腹泻、腹痛、末梢神经炎、肌肉抽搐
丙磺舒	促进尿酸排泄	间歇期（无肾结石、尿尿酸低、肾功正常）	呼吸困难、发热、过敏、溶血性贫血、肝细胞坏死
苯溴马隆	促进尿酸排泄	间歇期、慢性发作（轻中度肾功不全者）	皮肤潮红、斑疹、瘙痒、肾结石、肾绞痛、结膜炎
别嘌醇	抑制尿酸生成	间歇期、慢性发作（尿尿酸高或排酸药无效时）	过敏、血小板减少及贫血、胆囊炎、AST 及 ALT 升高
非布索坦	抑制尿酸生成	间歇期、慢性期	肝功能异常、腹泻、头痛、关节疼痛、皮疹等
对乙酰氨基酚	抗炎、镇痛	急性发作有剧痛者首选	哮喘、胃出血、肝衰竭、肾乳头坏死、血小板减少
吲哚美辛	抗炎、镇痛	急性发作有剧痛者次选	头痛、焦虑、失眠、肝损害、胃溃疡、血尿、高血压、血小板减少
糖皮质激素	抗炎	急性发作	停药易复发，影响糖代谢，加重水钠潴留、感染播散

[72－74]

【答案】72. A、73. B、74. D

【解析】本组题考查的是慢性阻塞性肺病的药物临床应用。①吸入型糖皮质激素起效缓慢，须连续和规律地应用 2 天以上方能充分发挥作用。②白三烯受体阻断剂，起效时间慢，作用较弱，一般连续应用 4 周后才见疗效。③可稀释痰液，并借助咳嗽反射帮助痰液排出，避免堵塞气道，可用祛痰药和黏痰调节剂，常用药物有盐酸氨溴索、乙酰半胱氨酸、羧甲司坦等。

[75 -77]

【答案】75. C、76. E、77. A

【解析】本组题考查的是治疗口腔溃疡的临床药物的用法用量。(1)地塞米松粘贴片:①本品具有很强的抗炎作用,贴片用量较小而作用直接、持久,可促进溃疡愈合。②用法用量:外用贴敷于溃疡处,每处1片,一日总量不得超过3片,连续使用不得过1周。(2)甲硝唑含漱液或氯己定含漱液,于早晚刷牙后含漱,一次15 ~20 mL,一日2 ~3次,连续5 ~10天为1个疗程。(3)西地碘含片:①本品可直接卤化细菌体蛋白,杀菌力强,对细菌繁殖体、芽孢和真菌也有较强的杀菌作用。②用法用量:含服,一次1.5 ~3 mg,一日3 ~5次。(4)中成药:①常用药物主要有冰硼咽喉散、青黛散。②用法用量:取少量,吹敷患处,一日2 ~3次。(5)达克罗宁液:用时涂于溃疡面上,连续2次,用于进食前暂时止痛。(6)口服维生素类:如维生素C、复合维生素B可维持正常的代谢功能,促进病损愈合。

[78 -79]

【答案】78. D、79. E

【解析】本组题考查的是常见的药源性疾病。(1)胃肠道疾病:①消化道溃疡及出血:常见药物有甾体抗炎药如布洛芬、吲哚美辛、吡罗昔康、阿司匹林等,利尿药如呋塞米、依他尼酸,利血平、吡喹酮、维生素D。②恶心呕吐:常见药物有硫酸亚铁、抗酸药、丙戊酸钠、氨茶碱、吡喹酮、抗肿瘤药如氮芥、氟尿嘧啶、甲氨蝶呤。③引起肠蠕动减慢甚至肠麻痹:常见药物有抗精神病药如氯丙嗪、丙米嗪、阿米替林等;阿托品、东莨菪碱。④引起便秘或腹泻:阿洛司琼引起缺血性结肠炎。(2)神经疾病:①引起锥体外系反应:常见药物有氯丙嗪、利血平、甲基多巴、左旋多巴、碳酸锂、甲氧氯普胺和吡罗昔康。②引起癫痫发作:常见药物有中枢兴奋药如茶碱、咖啡因、可卡因、麻黄碱;抗精神病药如氯氮平、吩噻嗪类;抗心律失常药如利多卡因、美西律;抗菌药如异烟肼、两性霉素B等;抗疟药如氯喹、乙胺嘧啶、奎宁。③引起听神经障碍:常见药物有氨基糖苷类抗生素、奎宁、氯喹。

[80 -81]

【答案】80. A、81. B

【解析】本组题考查的是抗肺结核药物的不良反应。①异烟肼可发生周围神经病,尤其是嗜酒、糖尿病、肾脏疾病、营养不良的患者,同服维生素B_6可减少其不良反应。②利福平,常见不良反应有消化道症状,服药后排泄物呈橘红色。③对氨基水杨酸盐,常见不良反应有胃肠道不适、肝炎、狼疮样综合征。④乙胺丁醇,常见不良反应是球后视神经炎(视力模糊、红绿色盲),通常停药后可恢复。可抑制尿酸排泄,出现高尿酸血症,故需定期监测血尿酸水平,痛风患者慎用。⑤吡嗪酰胺,大剂量服用可出现高尿酸血症,出现非痛风性多关节痛。⑥链霉素,本品属于氨基糖苷类药,损害第八对脑神经,可发生肾毒性和耳毒性。

[82 -83]

【答案】82. B、83. E

【解析】本组题考查的是常用心绞痛药物的禁忌证。①维拉帕米禁用于Ⅱ -Ⅲ度房室传导阻滞,心力衰竭。②普萘洛尔禁用于Ⅱ -Ⅲ度房室传导阻滞,哮喘。

[84 -85]

【答案】84. A、85. E

【解析】本组题考查的是5 -α还原酶抑制剂药物的应用特点。①非那雄胺和依立雄胺起效缓慢,见效时间为3~6个月,对前列腺增生症状严重者、尿流率严重减慢者、残余尿量较多者不宜选用。②度他雄胺显效快,服用1个月内即能缓解症状,造成此种显著差异是由于度他雄胺具有双重作用,可同时阻断1型和2型两种5-α还原同工酶。

[86-87]

【答案】86. A、87. B

【解析】本组题考查的是不同类型骨质疏松症的药物选择。(1)老年性骨质疏松症:可用钙剂、维生素D和一种骨吸收抑制剂(以双膦酸盐尤其是阿仑膦酸钠)的三联药物治疗。(2)绝经后骨质疏松:可用钙制剂、维生素D和雌激素或选择性雌激素受体调节剂(雷洛昔芬)治疗。(3)继发性骨质疏松:①高尿钙继发甲状旁腺功能亢进:可应用氢氯噻嗪和双膦酸盐或降钙素。②糖皮质激素所致骨质疏松:可用双膦酸盐,补钙和维生素D。③抗癫痫药所致骨质疏松:需长期口服维生素D,推荐剂量为400~800 IU/d。

[88-90]

【答案】88. A、89. B、90. C

【解析】本组题考查的是类风湿性关节炎的临床药物。(1)非甾体抗炎药:①非选择性NSAIDs常用药物有布洛芬、萘普生、双氯芬酸等。②选择性COX-2抑制剂常用药物有塞来昔布。(2)改善病情的抗风湿药:该类药物无止痛和抗炎作用,但有改善和延缓病情进展的疗效,从疗效和费用等考虑,一般首选甲氨蝶呤,并将它作为联合治疗的基本药物。

三、综合分析题(共20题,每题1分,题目分为若干组,每组题目基于同一临床情景、病例、实例或者案例的背景信息逐题展开,每题的备选项中,只有1个最符合题意。)

[91-92]

91.【答案】B

【解析】本题考查的是癫痫的临床表现。反复发生全面性强直-阵挛发作为癫痫持续症状。

92.【答案】B

【解析】本题考查的是根据癫痫发作的类型选择常用抗癫痫药物,见下表。

常用药物	主要适应证(首选)
卡马西平	复杂部分性发作、部分性发作继发强直-阵挛性发作
苯妥英钠	强直-阵挛发作
丙戊酸钠	大发作合并小发作
乙琥胺	仅对失神发作有效
地西泮	癫痫持续状态

[93-94]

93.【答案】C

【解析】本题考查的是支气管哮喘药物的选择。短效β_2受体激动剂(沙丁胺醇和特布他林)是哮喘急性发作的首选药物,有吸入、口服和静脉三种制剂,首选吸入制剂,应采取“按需间歇使用”。

94.【答案】D

【解析】本题考查的是支气管哮喘药物的选择。长效β_2受体激动剂(沙美特罗和福莫特罗)

与糖皮质激素联合使用是目前最常用的哮喘控制方案。

[95 - 97]

95.【答案】D

【解析】本题考查的是药物的给药次数。氨氯地平口服:初始剂量 5 mg/次,1 次/日,最高剂量 10 mg/次,1 次/日。

96.【答案】C

【解析】本题考查的是药物的单次给药剂量。本题快速选对的方法是仔细,氯吡格雷的常用维持剂量为 75 mg/d。

97.【答案】A

【解析】本题考查的是药物的服药时间。二甲双胍应在餐中服用,减少其对胃肠道的刺激和不良反应。

[98 - 100]

98.【答案】B

【解析】本题考查的是药物的临床应用。特拉唑嗪片、氨氯地平片、单硝酸异山梨酯注射液具有协同降压作用。

99.【答案】D

【解析】本题考查的是药物的不良反应。服用具有 α 受体阻断剂(哌唑嗪、布那唑嗪、多沙唑嗪)的药物可出现体位性低血压、眩晕、晕厥等现象。

100.【答案】C

【解析】本题考查的用药注意事项。硝酸酯类的不良反应有头痛、面色潮红、心率反射性加快和低血压等,如可耐受无需停药。

[101 - 104]

101.【答案】A

【解析】本题考查的是异烟肼的不良反应。异烟肼可发生周围神经病,尤其是嗜酒、糖尿病、肾脏疾病、营养不良的患者,同服维生素 B_6 可减少其不良反应。

102.【答案】B

【解析】本题考查的是利福平的代谢特点。利福平是肝药酶强诱导剂,可加速多种药物的代谢,如口服避孕药、维拉帕米、普罗帕酮、甲氧苄啶、口服降血糖药等。

103.【答案】E

【解析】本题考查的是链霉素的不良反应。链霉素属于氨基糖苷类药,损害第八对脑神经,可发生肾毒性和耳毒性。

104.【答案】C

【解析】本题考查的是肺结核的用药注意事项与患者教育。①结核病的治疗必须遵循“早期、联合、适量、规律和全程”的原则。②全程督导服药,提高用药的依从性。③提倡联合用药,可交叉杀灭对其耐药菌株,提高治愈率,降低复发率。④肺结核属于传染病,患者咳嗽、打喷嚏和高声讲话时不能直向旁人,同时要用手或手帕掩住口鼻,不随地吐痰,患者所用食具应于餐后煮沸消毒。⑤肺结核进展期患者应卧床休息,保证充分休息时间,稳定期应循序渐进增加活动量,不宜过度劳累。⑥定期随诊,监测血常规和肝肾功能。⑦密切接触肺结核患者应作卡介苗接种。

[105 - 108]

105.【答案】B

【解析】本题考查的是急性肾盂肾炎的致病菌。首次发生的急性肾盂肾炎的致病菌 80% 为大肠埃希菌。

106.【答案】C

【解析】本题考查的是喹诺酮类药物的禁忌证。喹诺酮类药物禁用于 18 岁以下儿童。

107.【答案】E

【解析】本题考查的是复发性尿路感染。复发系指治疗后症状消失,尿菌阴转后在 6 周内再出现菌尿,菌种与上次相同(菌种相同且为同一血清型)。

108.【答案】D

【解析】本题考查的是急性肾盂肾炎的用药注意事项和患者教育。①根据尿培养结果选择对致病菌敏感、泌尿道浓度高、不良反应小的抗菌药物;经验性用药有头孢氨苄、阿莫西林、TMP/SMZ 等药物。②使用抗菌药物前询问过敏史。③服用磺胺类药物时应多喝水。④急性期应多休息,多饮水,多排尿。

[109 - 110]

109.【答案】D

【解析】本题考查的是奥美拉唑肠溶片的应用注意。①长期服用影响钙吸收、骨质疏松(建议用枸橼酸钙补钙),维生素 B_{12} 和维生素 C 吸收下降,增加感染风险,便秘、口干。②适宜餐前 30 min 服用。③应整片吞服。

110.【答案】B

【解析】本题考查的是胃食管反流病的患者教育。①避免饱餐和餐中饮水,避免睡前 3 h 内进食,餐后散步。②避免凉食、辛辣、酸性饮食和咖啡,戒烟少酒,减少脂肪摄入。③避免引起负压增高,如穿紧身衣、慢性便秘、咳嗽、举重。④避免可能加重反流症状的药物,如钙通道阻滞剂(如硝苯地平)、茶碱类、镇静剂、雌激素,停服多西环素、氯化钾、铁剂、奎尼丁、阿仑膦酸盐等可能引起食管损害的药物。

四、多项选择题(共 10 题,每题 1 分,每题的备选项中,有 2 个或 2 个以上符合题意,错选或少选均不得分。)

111.【答案】ABCDE

【解析】本题考查的是药学服务的具体内容。①处方审核。②处方调配。③静脉用药配制。④参与临床药物治疗。⑤治疗药物监测。⑥药物利用研究和评价。⑦处方点评。⑧药学信息服务。⑨健康教育。

112.【答案】ABCE

【解析】本题考查的是阿司匹林的不良反应。阿司匹林最常见的是胃肠道反应,严重症状包括胃及十二指肠溃疡、胃出血和胃穿孔,还会引起血尿酸水平升高。

113.【答案】ABCE

【解析】本题考查的是运动员禁用的兴奋剂。①蛋白同化激素:如甲睾酮、苯丙酸诺龙等。②肽类激素:如人生长激素、人促红素或重组人促红素、促性腺激素等。③麻醉药品:如可待因、哌替啶、芬太尼等。④精神刺激剂:如可卡因等。⑤易制毒化学品:如麻黄碱等。⑥β 受体阻断剂:如普萘洛尔等。⑦利尿剂:如呋塞米等。

114.【答案】ABCD

【解析】本题考查的是透析患者常用的药物。透析患者常用药物有磷结合剂、维生素 D、铁剂、维生素 B 和维生素 C、缓泻药、促红素和非甾体抗炎药。

115.【答案】ACE

【解析】本题考查的是不同类型 OP 的药物选择。(1)老年性骨质疏松症:可用钙剂、维生素 D 和一种骨吸收抑制剂(以双膦酸盐尤其是阿仑膦酸钠)的三联药物治疗。(2)绝经后骨质疏松:可用钙制剂、维生素 D 和雌激素或选择性雌激素受体调节剂(雷洛昔芬)治疗。(3)继发性骨质疏松:①高尿钙继发甲状旁腺功能亢进:可应用氢氯噻嗪和双膦酸盐或降钙素。②糖皮质激素所致 OP:可用双膦酸盐,补钙和维生素 D。③抗癫痫药所致 OP:需长期口服维生素 D,推荐剂量为 400 ~ 800 IU/d。

116.【答案】ADE

【解析】本题考查的是药物信息源的分级。①一级信息源:以期刊发表为主,主要包括实验研究结果、病例报道和评价性的或描述性的研究结果等原创性的论著。②二级信息源:主要用于检索一级文献,包括摘要、引文、索引、文摘数据库或全文数据库。③三级信息源:指在一级和二级的基础上整理后的出版物,主要包括医药图书(工具书、教科书、手册等)、光盘或在线数据库、药学应用软件以及临床实践指南、系统评价或综述性的文章。

117.【答案】ACE

【解析】本题考查的是哺乳期妇女禁用的抗菌药物。①氨基糖苷类:链霉素。②喹诺酮类:诺氟沙星、环丙沙星、氧氟沙星、左氧氟沙星、培氟沙星、依诺沙星、洛美沙星、氟罗沙星。③四环素类:米诺环素、多西环素。④磺胺类:磺胺嘧啶、柳氮磺吡啶、磺胺甲噁唑、磺胺异噁唑。⑤抗真菌药:特比萘芬、伊曲康唑、两性霉素 B。⑥抗病毒药:利巴韦林、膦甲酸钠。⑦抗疟药及驱虫药:阿苯达唑、替硝唑、乙胺嘧啶。⑧其他:氯霉素、林可霉素。

118.【答案】ACDE

【解析】本题考查的是维 A 酸软膏治疗痤疮的注意事项。①维 A 酸的用药部位要避免强烈的日光照射,宜在晚间睡前应用,对有急性或亚急性皮炎者、湿疹者、妊娠 3 个月内、哺乳期妇女禁用。②育龄妇女使用时须避孕。③维 A 酸与过氧化苯甲酰联合应用时,即夜间睡前应用维 A 酸,晨起应用过氧化苯甲酰凝胶。

119.【答案】ABDE

【解析】本题考查的是麻醉药品、第一类精神药品、医疗用毒性药品和放射性药品的管理。麻醉药品、第一类精神药品、医疗用毒性药品和放射性药品需设立专用仓库储存,仓库必须配备保险柜,保险柜实行双人双锁负责。

120.【答案】ABCD

【解析】本题考查的是“瘦肉精”的解救方法。①轻度中毒:多饮水,静卧。②重度中毒:催吐、洗胃、导泻;监测血钾,适量补钾;口服普萘洛尔、美托洛尔等。

药学综合知识与技能试卷(4)答案与解析

一、最佳选择题(共40题,每题1分。每题的备选项中,只有1个最符合题意。)

1.【答案】D

【解析】本题考查的是加替沙星的禁忌证。加替沙星会引起糖代谢紊乱,并影响肾功能,故糖尿病患者禁用。

2.【答案】B

【解析】本题考查的是必须做皮试的药品。主要包括β-内酰胺类的青霉素、氨基糖苷类的链霉素、有机碘对比剂、局麻药(普鲁卡因)、生物制品(酶、抗毒素、类毒素、血清、菌苗、疫苗)。

3.【答案】D

【解析】本题考查的是中成药与化学药的配伍禁忌。抗结核药物异烟肼不宜与昆布合用,昆布片中含碘,在胃酸条件下,与异烟肼发生氧化反应,形成异烟酸、卤化物和氮气,失去抗结核杆菌作用。

4.【答案】A

【解析】本题考查的是处方的种类。法定处方主要指《中华人民共和国药典》、CFDA颁布标准收载的处方,具有法律的约束力。

5.【答案】B

【解析】本题考查的是药品码放的要求。属于考试中送分的题,记住两个字"仔细"。

6.【答案】E

【解析】本题考查的是常用药学网站。(1)政府网站:①国家食品药品监督管理总局(CFDA)网站(www. cfda. gov. cn)。②国家知识产权局网站(www. sipo. gov. cn)。③美国食品药品监督管理局(FDA)网站(www. fda. gov)。④欧盟药监局(EMA)网站(www. ema. europa. eu)。(2)专业学术机构网站:①中国药学会(www. cpa. org. cn)。②世界卫生组织(www. who. int)。③美国药学会(www. aphanet. org)。④美国临床药学学会(www. accp. com)。(3)临床实践网站:①默克诊疗手册(www. Merck. com)。②全球药师(www. globalrph. com)。(4)公共网络资源:①谷歌(www. google. com)。②百度(www. baidu. com)。

7.【答案】B

【解析】本题考查的是药品的贮存与保管。不宜振摇的药品是重组人促红素注射剂。

8.【答案】B

【解析】本题考查的是可引起血尿酸水平增高的药物。主要有非甾体抗炎药(阿司匹林、贝诺酯)、利尿剂(氢氯噻嗪、依他尼酸)、抗高血压药(利血平、氯沙坦)、胰岛素、免疫抑制剂(环孢素)、抗结核药(吡嗪酰胺、乙胺丁醇)和维生素(维生素C、B)等药物。

9.【答案】C

【解析】本题考查的是白细胞计数正常参考值。①成人末梢血:$(4.0 \sim 10.0) \times 10^9/L$。②成人静脉血:$(3.5 \sim 10.0) \times 10^9/L$。③新生儿:$(15.0 \sim 20.0) \times 10^9/L$。④6个月~2岁婴幼

儿：(11.0～12.0)×10^9/L。

10.【答案】B

【解析】本题考查的是尿沉渣结晶。①尿酸盐结晶：常见痛风。②草酸盐结晶：常见严重的慢性肾病，或乙二醇、甲氧氟烷中毒。③酪氨酸和亮氨酸结晶：常见严重肝病。④胆红素结晶：常见黄疸、肝癌、肝硬化。⑤脂肪醇结晶：常见膀胱尿潴留、慢性膀胱炎、前列腺增生、慢性肾盂肾炎。⑥结晶尿：服用磺胺药、氨苄西林、巯嘌呤、扑米酮等药物。

11.【答案】E

【解析】本题考查的是肌酸激酶增高的药物。应用羟甲戊二酰辅酶 A 还原酶抑制剂(他汀类)可使肌酸激酶升高，引起横纹肌溶解。

12.【答案】D

【解析】本题考查的是伪麻黄碱的禁忌证。麻黄碱、伪麻黄碱禁用于高血压、前列腺增生、癫痫、甲状腺功能亢进患者、妊娠及哺乳期妇女，慎用于糖尿病、冠心病者。

13.【答案】B

【解析】本题考查的是治疗痤疮药物的用药注意事项。①过氧化苯甲酰、红霉素－过氧化苯甲酰凝胶与其他抗痤疮药(硫黄、间苯二酚、水杨酸、维 A 酸)合用可加重对皮肤的刺激性，引起皮肤干燥、瘙痒、红斑、接触性皮炎。②过氧化苯甲酰、红霉素－过氧化苯甲酰凝胶对皮肤有急性炎症及破损者禁用；对妊娠及哺乳期妇女、儿童慎用。③过氧化苯甲酰能漂白毛发，不宜用在有毛发的部位。④维 A 酸的用药部位要避免强烈的日光照射，宜在晚间睡前应用，对有急性或亚急性皮炎者、湿疹者、妊娠 3 个月内、哺乳期妇女禁用。育龄妇女使用时须避孕。⑤维 A 酸与过氧化苯甲酰联合应用时，夜间睡前应用维 A 酸，晨起应用过氧化苯甲酰凝胶。⑥异维 A 酸有致畸作用，治疗期间或治疗后 1 个月内避免献血。⑦为减少痤疮丙酸杆菌的耐药性，应尽可能使用非抗生素类抗菌药物，如过氧化苯甲酰或壬二酸。

14.【答案】A

【解析】本题考查的是常用药品的服用时间。特布他林采用“早低晚高”的给药方式，8 时口服 5 mg，20 时服 10 mg，可昼夜保持稳定的血药浓度。

15.【答案】C

【解析】本题考查的是体重指数的计算。体重指数(BMI)＝体重(kg)/身高^2(m^2)＝$90/1.8^2$＝27.8。

16.【答案】B

【解析】本题考查的是滴速的计算。已知滴系数为 15，输液时间为 1 h(60 min)，输入的液体总量为 100 mL，代入下式，得每分钟滴数为 25 滴。

$$\text{输液时间(min)} = \frac{\text{要输入的液体总量(mL)} \times \text{滴系数}}{\text{每分钟的滴数}}$$

17.【答案】A

【解析】本题考查饮茶对药效的影响。茶叶中的鞣酸可与金属离子络合(如硫酸亚铁、葡萄糖酸钙等)，造成金属类药物失效。

18.【答案】B

【解析】本题考查的是脑梗死治疗药物的选择。①急性期(1 个月)：急性缺血性卒中溶栓治疗的时间窗非常短暂(3 h)，在时间窗内迅速明确诊断，没有禁忌证者应予溶栓治疗，极大降低致残率。②禁用溶栓药的情况：既往有颅内出血，近 2 周内进行过大的外科手术，近 3 个月有脑梗死或心肌梗死史，严重心、肾、肝功能不全或妊娠期，血小板计数 $<100\times10^9/L$，血糖 <2.7 mmol/L，收缩压 >180 mmHg 或舒张压 >100 mmHg。③甘油果糖脱水作用较甘露醇温和。④常用抗血小板制剂阿司匹林，对于不符合溶栓适应证且无禁忌证的急性脑梗死患者在发病后尽早给予，但溶栓治疗者，本品应在溶栓 24 h 后开始使用。⑤常用抗凝药物有普通肝素和低分子肝素，急性脑梗死患者一般不推荐立即使用抗凝治疗，溶栓后 24 h 内也不主张使用抗凝治疗。

19.【答案】A

【解析】本题考查的是社区获得性肺炎的药物选择。①青壮年和无基础疾病的 CAP 患者，常用青霉素类、第一代头孢菌素。②对耐药肺炎链球菌，可用氟喹诺酮类（如莫西沙星、吉米沙星和左氧氟沙星）。③老年人、有基础疾病或需要住院的 CAP，常用氟喹诺酮类，第二、三代头孢菌素。

20.【答案】C

【解析】本题考查的是失眠症药物的选择。米氮平适用于各种抑郁症的急性期及维持期治疗，特别是治疗伴有睡眠障碍或焦虑障碍的抑郁症、伴有焦虑激越或焦虑躯体化的抑郁症患者。

21.【答案】A

【解析】本题考查的是药品不良反应的评价结果。肯定：①用药时间顺序合理。②停药以后反应停止，或迅速减轻或好转（根据机体免疫状态，某些药品不良反应反应可出现在停药数天以后）。③再次使用，反应再现，并可能明显加重。④有文献资料佐证。⑤排除原患疾病等其他混杂因素影响。

22.【答案】B

【解析】本题考查的是药物治疗方案制定的一般原则。①药物治疗的前提：保证患者的用药安全。②选择药物的首要标准：药物治疗的有效性。③药物治疗的经济性：以最低的药物成本，实现最好的治疗效果。④药物治疗的规范性：指根据疾病的分型、分期、疾病的动态发展及并发症，对药物选择、剂量、剂型、给药方案及疗程进行规范指导。

23.【答案】B

【解析】本题考查的是降血脂药物的选择。①苯氧芳酸类（贝特类）主要降低血清 TG，也可在一定程度上降低 TC 和 LDL－C，升高 HDL－C，是高三酰甘油血症的首选药物。②混合型高脂血症，应用他汀类降低 TC 和 LDL－C，贝特类降低 TG、TC 和 LDL－C，因胆固醇主要在夜间合成，故他汀类睡前服用，他汀类与贝特类合用会增加不良反应，贝特类最好在清晨服用。③临床上应用的主要药物制剂及剂量有：非诺贝特 0.1 g，tid. 或微粒型 0.2 g，qd；苯扎贝特 0.2 g，tid 或缓释型 0.4 g，qd。

24.【答案】B

【解析】本题考查的是齐二药事件。“亮菌甲素注射液”用二甘醇代替丙二醇引起肾衰，评定为假药。

25.【答案】E

【解析】本题考查的是药品的贮存与保管。需要在冷处贮存的常用药品：①胰岛素制剂：胰岛素、胰岛素笔芯等。②人血液制品：乙型肝炎免疫球蛋白、破伤风免疫球蛋白。③生物制品:促肝细胞生长素、重组人血管内皮抑制素注射液。④抗凝药:尿激酶、凝血酶、链激酶、巴曲酶注射剂。⑤微生态制剂:双歧三联活菌胶囊。不宜冷冻的常用药品:①胰岛素制剂:胰岛素、胰岛素笔芯等。②人血液制品:人免疫球蛋白、乙型肝炎免疫球蛋白、破伤风免疫球蛋白。③乳剂:脂肪乳。④活菌制剂:双歧三联活菌制剂。

26.【答案】E

【解析】本题考查的是老年性骨质疏松症的药物。可用钙剂、维生素 D 和一种骨吸收抑制剂(以双膦酸盐尤其是阿仑膦酸钠)的三联药物治疗,降钙素能明显缓解骨痛,提高脊柱骨密度并减少骨折的发生。雷洛昔芬属于选择性雌激素受体调节剂,用于绝经后骨质疏松。

27.【答案】E

【解析】本题考查的是平喘药物的选择。短效 β_2受体激动剂是哮喘急性发作的首选药物,有吸入、口服和静脉三种制剂,首选吸入制剂,应采取“按需间歇使用”。常用药物有沙丁胺醇和特布他林。

28.【答案】B

【解析】本题考查的是糖尿病药物的选择。①肥胖型糖尿病患者,首选二甲双胍。②单纯餐后血糖高,而空腹和餐前血糖不高,首选 α - 葡萄糖苷酶抑制剂。③餐后血糖升高为主,伴餐前血糖轻度升高,首选胰岛素增敏剂噻唑烷二酮类。④糖尿病合并肾病者可首选格列喹酮。⑤老年人应选择降糖平稳、安全的降糖药物,如 α - 糖苷酶抑制剂、GLP - 1、DPP - 4 等。⑥儿童 1 型糖尿病用胰岛素治疗;2 型糖尿病目前仅有二甲双胍被批准用于儿童。

29.【答案】E

【解析】本题考查的是血糖仪的正确使用。①血糖试纸必须和其适配的血糖仪一起使用。②血糖试纸有使用期限,一定要注意标签上的有效期,并注意按规定温度保存。③切勿用同一滴血进行多次检测。④采集血样时,每次采血时要使用一枚新的采血针。⑤使用采血笔时,务必套上笔帽,采集的血滴必须足够大且形状完好。水肿或感染的部位不宜采血。⑥当血液中存在大量干扰物时,如对乙酰氨基酚、维生素 C、水杨酸、尿酸、胆红素、甘油三酯、麦芽糖、木糖等,血糖值会有一定偏差。⑦注意 pH 值、温度、湿度和海拔高度都可能对检测结果有影响。⑧定期对仪器进行校正,检查血糖仪的准确性。

30.【答案】A

【解析】本题考查的是帕金森病治疗药物禁忌证,见下表。

药物	禁忌证	注意事项
抗胆碱能药(苯海索)	闭角型青光眼及前列腺肥大患者禁用,老年患者慎用	如加用左旋多巴,需隔开 2 ~ 3h;与三环类抗抑郁药或 MAO 抑制剂合用,会增强抗胆碱作用
促多巴胺释放剂(金刚烷胺)	哺乳期妇女禁用,肾功能不全、癫痫、严重胃溃疡、肝病患者慎用	不宜晚上服用(易引起幻觉、噩梦)
复方左旋多巴(苄丝肼左旋多巴、卡比多巴左旋多巴)	活动性消化道溃疡者慎用,闭角型青光眼、精神病患者禁用	易诱发致残性的运动并发症
多巴胺受体(DR)激动剂(普拉克索)		连续大量使用 3 ~ 5 年产生受体低敏,疗效减退

续表

药物	禁忌证	注意事项
单胺氧化酶抑制剂（MAOB）（司来吉兰）	胃溃疡者慎用	应避免与5-羟色胺再摄取抑制剂合用
儿茶酚氧位甲基转移酶（COMT）抑制剂（恩托卡朋）		可有腹泻、头痛、多汗、口干、丙氨酸氨基转移酶升高、腹痛、尿色变黄等

31.【答案】B

【解析】本题考查的是妊娠期尿路感染药物的选择。宜选用毒性小的抗菌药物（阿莫西林、呋喃妥因或头孢菌素类等）。①孕妇急性膀胱炎，治疗时间为3~7日。②孕妇急性肾盂肾炎，应静脉滴注抗菌药物治疗，可用半合成广谱青霉素或第三代头孢菌素，疗程2周。③反复发生尿路感染者，可用呋喃妥因行长程低剂量抑菌治疗。

32.【答案】E

【解析】本题考查的是抗痛风药物的选择。因阿司匹林可抑制肾小管的分泌转运而致尿酸在肾脏潴留，引起血尿酸水平升高，故痛风急性期不宜用阿司匹林镇痛，但作为心血管疾病的防治手段不建议停用。

33.【答案】B

【解析】本题考查的是口服铁剂的注意事项。①补铁宜选用二价铁，三价铁剂只有转化为二价铁剂后才能被吸收。②尽管空腹服用亚铁盐吸收好，但其胃肠反应常使患者不能耐受，故铁剂一般在餐后服用。③肉类、氨基酸、脂肪、维生素C可促进铁剂吸收。④牛奶、蛋类、钙剂、磷酸盐、草酸盐等可抑制铁剂吸收。⑤茶和咖啡中的鞣质与铁结合而发生沉淀，影响铁的吸收。⑥四环素、消胆胺等阴离子药可在肠道与铁络合，碳酸氢钠可与亚铁生成难溶的碳酸铁，均影响铁剂的吸收。⑦铁剂治疗应在Hb正常后，至少再补充铁剂4~6个月，或在血清铁蛋白升至30~50 μg/L后停药。⑧铁的吸收与体内储存量有关，正常人的吸收率为10%，缺铁性贫血者为30%。

34.【答案】B

【解析】本题考查的是甲亢的药物治疗。甲亢治疗过程中出现的易疲劳、怕冷、体重增加，是甲减的临床表现。

35.【答案】C

【解析】本题考查的是药品不良反应的预防原则。①了解患者及家族的药物和食物等过敏史。②注意特殊人群用药。③用药品种应合理，避免不必要的重复或联合用药。④慎用新药，严密观察其用药过程。⑤定期监测肝、肾功能。⑥注意了解药品不良反应的症状。

36.【答案】B

【解析】本题考查的是肺炎的用药注意事项。①一旦怀疑为肺炎应立即给予首剂抗菌药物，病情稳定后可从静脉途径转为口服治疗。②抗菌药物治疗后48~72 h，应对病情进行评价，治疗有效表现为体温下降、症状改善、临床状态稳定、白细胞逐渐降低或恢复正常，而X线胸片病灶吸收较迟。如72 h后症状无改善，需仔细分析，作必要的检查，进行相应处理。③肺炎的抗菌药物疗程至少5天，如体温正常48~72 h，下列所有诊断标准达到要求，可停用抗菌药物。④高危人群可注射流感疫苗和肺炎球菌疫苗。

37.【答案】B

【解析】本题考查的是癌症治疗的止痛药物。①第一阶梯：多指NSAIDs，如对乙酰氨基酚、布洛芬、双氯芬酸，当疼痛得不到缓解时，不宜换用另一种 NSAIDs 类药物，应该直接升到第二阶梯。②第二阶梯：弱阿片类药物，如可待因、二氢可待因、曲马多等。③第三阶梯：强阿片类，以吗啡为代表，主要药物有吗啡（有多种剂型，如注射剂，即释、缓释口服吗啡）、芬太尼透皮贴剂、美沙酮、哌替啶、二氢埃托啡、羟考酮。

38.【答案】A

【解析】本题考查的是急性痛风性关节炎的临床表现。主要有起病急、病情重、变化快，关节出现红、肿、热、痛和功能障碍，疼痛剧烈，第一跖趾关节为最常见发作部位。

39.【答案】E

【解析】本题考查的是避孕的方法。哺乳期首选的避孕方法是阴茎套。

40.【答案】B

【解析】本题考查的是阿片类药物解救方法。口服中毒，高锰酸钾溶液洗胃，硫酸镁溶液或硫酸钠溶液导泻，不能用阿扑吗啡催吐，以免加重中毒。

二、配伍选择题（共 50 题，每题 1 分，题目分为若干组，每组题目对应同一组备选项，备选项可重复选用，也可不选用，每题只有一个备选项最符合题意。）

[41－42]

【答案】41. C、42. B

【解析】本组题考查的是处方书写的要求。门诊处方一般不得超过 7 日用量，急诊处方一般不得超过 3 日用量。

[43－44]

【答案】43. C、44. D

【解析】本组题考查的是常用剂型的正确使用。(1)滴丸常用于病情急重者，如冠心病、心绞痛等。(2)泡腾片：①严禁直接服用或口含。②供口服的泡腾片用凉开水或温水浸泡，药物可迅速崩解，待气泡消失后再饮用。(3)咀嚼片：①该制剂常用于维生素类和抗酸药如氢氧化铝、硫糖铝、三硅酸镁等制剂。②用于中和胃酸时，宜在餐后 1～2 h 服用。③咀嚼后可用少量温开水送服。(4)阴道栓：①在给药后 1～2 h 内尽量不排尿，以免影响药效。②应在入睡前给药，以便药物充分吸收。

[45－47]

【答案】45. A、46. E、47. D

【解析】本组题考查的是常用药品的服用时间，见下表。

服用时间	药品类别	药品名称	注释
清晨	糖皮质激素	泼尼松、泼尼松龙、地塞米松、可的松	糖皮质激素的分泌呈昼夜节律性变化，血药浓度峰值一般在早上 7～8 时
	抗高血压药	氨氯地平、依那普利、贝那普利、拉西地平、氯沙坦、缬沙坦、索他洛尔	有效控制高血压
	抗抑郁药	氟西汀、帕罗西汀、瑞波西汀、氟伏沙明	病症常表现为晨重晚轻
	利尿药	呋塞米、螺内酯	避免夜间排尿次数过多
	驱虫药	阿苯达唑、甲苯咪唑、哌嗪、噻嘧啶	增加药物与虫体的直接接触
	泻药	硫酸镁	可迅速在肠道发挥作用

续表

服用时间	药品类别	药品名称	注释
餐前	胃黏膜保护药	磷酸铝、复方三硅酸镁、复方铝酸铋	可充分地附着于胃壁,形成一层保护屏障
	促胃动力药	甲氧氯普胺、多潘立酮、莫沙必利	促进胃蠕动和食物向下排空,帮助消化
	降糖药	格列本脲、格列齐特、格列吡嗪、格列喹酮、罗格列酮	血浆达峰浓度时间比餐中服用提早,增强疗效
	钙、磷调节药	阿仑膦酸钠、丙氨膦酸二钠、氯屈膦酸钠	便于吸收,避免对食管和胃的刺激
	抗菌药物	头孢拉定、头孢克洛、氨苄西林、阿莫西林、阿奇霉素、克拉霉素、利福平	进食可延缓药物吸收
餐中	降糖药	二甲双胍、阿卡波糖、格列美脲	减少对胃肠道的刺激和不良反应
	非甾体抗炎药	舒林酸、吡罗昔康、依索昔康、美洛昔康	可使镇痛作用持久,减少胃黏膜的出血
	肝胆辅助药	熊去氧胆酸	可减少胆汁、胆固醇的分泌,有利于胆固醇的溶解
	抗血小板药	噻氯匹定	可提高生物利用度并减少胃肠道不良反应
	减肥药	奥利司他	可减少脂肪的吸收率
	分子靶向抗肿瘤药	伊马替尼	可减少对消化道的刺激
	抗结核药	乙胺丁醇、对氨基水杨酸	进餐时服用可减少对消化道的刺激
餐后	非甾体抗炎药	阿司匹林、贝诺酯、对乙酰氨基酚、吲哚美辛、布洛芬、双氯芬酸	减少对胃肠的刺激,唯有塞来昔布除外,食物可延缓其吸收
	维生素	维生素 B_1、维生素 B_2	随食物缓慢进入小肠以利于吸收
	组胺 H_2受体阻断剂	西咪替丁、雷尼替丁、法莫替丁	餐后服比餐前服效果为佳,因为餐后胃排空延迟,有更多的抗酸和缓冲作用时间
睡前	催眠药	水合氯醛、咪达唑仑、艾司唑仑、异戊巴比妥、地西泮、硝西泮、苯巴比妥	失眠者可择时选用,服后安然入睡
	平喘药	沙丁胺醇、二羟丙茶碱	哮喘多在凌晨发作,睡前服用止喘效果更好
	调血脂药	洛伐他汀、辛伐他汀、普伐他汀、氟伐他汀、瑞舒伐他汀、阿托他汀	肝脏合成胆固醇峰期多在夜间,晚餐后服药有助于提高疗效
	抗过敏药	苯海拉明、异丙嗪、氯苯那敏、特非那定、赛庚啶、酮替芬	服后易出现嗜睡、困乏,睡前服用安全并有助于睡眠
	钙剂	碳酸钙	
	缓泻药	比沙可啶、液状石蜡	服后约 12 h 排便,于次日晨起泻下

续表

服用时间	药品类别	药品名称	注释
清晨和睡前	钙剂	碳酸钙	以减少食物对钙吸收的影响
早低晚高	β_2受体激动剂	特布他林	8时口服5 mg,20时服10 mg,可昼夜保持稳定的血药浓度,有效控制哮喘的发作

[48－50]

【答案】48. A、49. E、50. D

【解析】本组题考查的是药物相互作用对药动学的影响。(1)影响吸收:①含有 Ca^{2+}、Mg^{2+}、Al^{3+}、Bi^{3+} 的药物与四环素类同服,可形成难溶性的络合物而影响吸收。②阿托品等解痉药可延缓胃排空,增加药物的吸收,而甲氧氯普胺、多潘立酮等增加胃动力药可减少药物在肠道中的滞留时间,影响药物吸收。(2)影响分布:阿司匹林、依他尼酸、水合氯醛等均具有较强的血浆蛋白结合力,与口服磺酰脲类降糖药、抗凝血药、抗肿瘤药等合用,可使后者的游离型药物增加,血浆药物浓度升高。(3)影响代谢:①肝药酶诱导剂:主要有苯巴比妥、苯妥英钠、利福平、卡马西平、地塞米松等,能增强肝药酶的活性,使另一药物的代谢加快,血药浓度降低。因此,与肝药酶诱导剂合用,药物剂量应适当增加。②肝药酶抑制剂:主要有咪唑类抗真菌药、大环内酯类抗生素、异烟肼、西咪替丁、氯霉素、别嘌醇等,能抑制或减弱酶的活性,使另一药物的代谢减慢,增加不良反应。因此,与肝药酶抑制剂合用,药物剂量应酌减。(4)影响排泄:丙磺舒、阿司匹林、吲哚美辛、磺胺药可减少青霉素自肾小管的排泄,使青霉素的血浆药物浓度增高,血浆半衰期延长。

[51－52]

【答案】51. A、52. C

【解析】本组题考查的是饮食对药物疗效的影响。(1)饮酒:①降低疗效的药物:抗痛风药别嘌醇、抗癫痫药苯妥英钠和卡马西平、抗高血压药利血平、复方双肼屈、平喘药茶碱。②引起"双硫仑样反应"的药物在使用甲硝唑、替硝唑、头孢曲松、头孢哌酮、氯丙嗪、呋喃唑酮等会出现"双硫仑样反应",即有面部潮红、头痛、眩晕、腹痛、胃痛、恶心、呕吐、气促、嗜睡、血压降低、幻觉等症状,故在使用上述药物期间,应避免饮酒。③禁止饮酒的药物:应用苯巴比妥、佐匹克隆、地西泮、利培酮等中枢神经系统药物期间应禁酒,口服降糖药苯乙双胍、格列本脲、格列喹酮、甲苯磺丁脲时忌饮酒。④增加不良反应的药物:服用解热镇痛药阿司匹林、吲哚美辛、布洛芬、阿西美辛等时,不宜饮酒,会增加发生胃溃疡或出血的危险。(2)脂肪:①由于灰黄霉素主要在十二指肠吸收,高脂肪食物可促进胆汁的分泌,使灰黄霉素的吸收显著增加,故服用灰黄霉素时,应多食脂肪。②口服脂溶性维生素(维生素 A、D、E、K)或维 A 酸时,应多食脂肪,可促进药物的吸收,增强疗效。③其他:酮康唑、双香豆素、卡马西平、螺内酯等摄入脂肪也可增加其吸收。

[53－55]

【答案】53. E、54. A、55. D

【解析】本组题考查的是白细胞分类计数的临床意义。中性粒细胞计数:(1)中性粒细胞增加:①急性感染和化脓性炎症。②中毒:如尿毒症、铅中毒等。③急性大出血。④其他疾病:如白血病、恶性肿瘤。(2)中性粒细胞减少:①特殊感染:如革兰阴性菌感染(伤寒、副伤寒）、病毒感染（风疹、肝炎）等。②血液病：如再障、粒细胞缺乏症等。③物理化学损害：如X线、放射性核素等物理因素，苯及其衍生物、铅、汞等化学物质。④用药：应用磺胺药、解热镇痛药、部分抗生素、抗甲状腺制剂、抗肿瘤药等。（3）嗜酸性粒细胞增多：①过敏性疾病：如支气管哮喘、荨麻疹、药物性皮疹、食物过敏、血清病、过敏性肺炎等。②皮肤病与寄生虫病：如牛皮癣、湿疹、疱疹样皮炎、钩虫病、血吸虫病、绦虫病等。③血液病：如慢性粒细胞性白血病、嗜酸性粒细胞性白血病等。④用药：应用头孢拉定、头孢氨苄、头孢呋辛、头孢哌酮等。（4）淋巴细胞增多：①传染病：如百日咳、结核病、水痘、麻疹、风疹、流行性腮腺炎、传染性肝炎等。②血液病：如急、慢性淋巴细胞白血病，白血病性淋巴肉瘤等。（5）单核细胞（增多）：①传染病：如结核、伤寒、疟疾、急性传染病的恢复期。②寄生虫病：如疟疾、黑热病。③其他疾病：如亚急性细菌性心内膜炎。

［56－58］

【答案】56. E、57. D、58. B

【解析】本组题考查的是发热和鼻塞药物的选择。①口服伪麻黄碱主要兴奋α受体，使鼻腔黏膜血管收缩，减轻鼻充血。②5岁以下儿童高热时紧急退热，可应用20%安乃近溶液滴鼻。③氯苯那敏对以打喷嚏、流鼻涕为主的患者，有一定镇静作用。

［59－60］

【答案】59. B、60. A

【解析】本组题考查的是用药注意事项。①氯苯那敏易引起嗜睡，从事驾车、高空作业的患者不宜服用。②对乙酰氨基酚正常剂量下安全有效，服药期间饮酒，最容易出现肝损伤。

［61－62］

【答案】61. B、62. E

【解析】本组题考查的是自我药疗连续用药的时间。①解热镇痛药用于解热，连续用药时间不宜超过3天。②解热镇痛药用于镇痛，连续用药时间不宜超过5天。③抗真菌药用于阴道炎，连续用药时间不宜超过10天。

［63－64］

【答案】63. C、64. B

【解析】本组题考查的是咳嗽药物的选择。（1）非处方药：①以刺激性干咳或阵咳症状为主者：首选苯丙哌林，其次喷托维林。②根据咳嗽频繁或程度选择药物：剧咳者选用苯丙哌林，次选右美沙芬，咳嗽较弱者选用喷托维林。③根据咳嗽发作时间选择药物：白天咳嗽宜选用苯丙哌林，夜间咳嗽宜选用右美沙芬。④对感冒所伴随的咳嗽：常选用含右美沙芬的复方制剂，如氨酚伪麻美芬片Ⅱ/氨麻苯美片、美扑伪麻片、伪麻美沙芬等制剂。（2）处方药：①对频繁、剧烈无痰干咳者：选用可待因，镇咳作用强大而迅速，尤其适用于胸膜炎伴胸痛的咳嗽患者。②对呼吸道有大量痰液并阻塞呼吸道，引起窒息者：可应用司坦类黏液调节剂，如羧甲司坦或祛痰剂，如氨溴索。③合并气管炎、支气管炎和肺炎者，服用抗感染药物（抗生素类、磺胺类、喹诺酮类）。

［65－67］

【答案】65. E、66. D、67. C

【解析】本组题考查的是抗抑郁症药物的分类。①三环类抗抑郁药（TCAs）常用药物有丙米嗪、阿米替林、多塞平。②单胺氧化酶抑制剂（MAOIs）常用药物有吗氯贝胺。③选择性5－

羟色胺再摄取抑制剂(SSRIs)常用药物有氟西汀、帕罗西汀、舍曲林、氟伏沙明、西酞普兰及艾司西酞普兰,其中艾司西酞普兰是西酞普兰的立体异构体。④5 - HT 与 NE 再摄取抑制剂(SNRIs)常用药物有文拉法辛和度洛西汀。

[68 - 70]

【答案】68. B、69. D、70. A

【解析】本组题考查的是兴奋剂的危害。①蛋白同化激素(甲睾酮、苯丙酸诺龙):能促使体格强壮、肌肉发达,增强爆发力,并缩短体力恢复时间,但它有潜在的毒副反应,男性会导致阳痿、精子生成减少而影响生育,女性可导致月经紊乱,甚而闭经和不孕,还可诱发高血压、冠心病、心肌梗死以及肝癌、肾癌等。②肽类激素(人生长激素、人促红素或重组人促红素、促性腺激素):人生长激素能刺激骨骼、肌肉和组织的生长发育,表现为手、足、脸以及内部器官的不正常发育,常被田径、举重等选手滥用;红细胞生成素可导致肝功能和心脏功能衰竭,并引起糖尿病。③麻醉药品(可待因、哌替啶、芬太尼):能够让运动员能长时间忍受肌肉疼痛,使伤口进一步恶化,导致呼吸困难和药物依赖。④精神刺激剂(可卡因):会使运动员情绪高涨、斗志昂扬,还能产生欣快感,并提高攻击力,用量大时,会出现中毒症状,严重时会因呼吸麻痹而死亡。⑤易制毒化学品(麻黄碱):能提高运动员的呼吸功能,改善循环,增加供氧能力,并能振奋精神,但长期服用,会有头痛、心慌、失眠、耳鸣、颤抖等不良反应。严重中毒时,会因心力衰竭和呼吸衰竭而死亡。⑥β 受体阻断剂(普萘洛尔):有镇静效果,能消除运动员比赛前的紧张心理,滥用此类药物,会引起头晕、失眠、抑郁、幻觉、低血压,严重者可诱发支气管哮喘,若长期使用则会引发心跳过速、心肌梗死,乃至突然死亡。⑦利尿剂(呋塞米):可帮助人短时间内急速降低体重,易造成人体严重脱水、肾衰竭。

[71 - 72]

【答案】71. C、72. E

【解析】本组题考查的是血常规检查的参考值。白细胞计数正常参考值:①成人末梢血:$(4.0 \sim 10.0) \times 10^9/L$。②成人静脉血:$(3.5 \sim 10.0) \times 10^9/L$。③新生儿:$(15.0 \sim 20.0) \times 10^9/L$。④6 个月 ~2 岁婴幼儿:$(11.0 \sim 12.0) \times 10^9/L$。血液中白细胞包括中性粒细胞、嗜酸性粒细胞、嗜碱性粒细胞、淋巴细胞和单核细胞,其中中性粒细胞所占比例高达 50% ~70%。

[73 - 74]

【答案】73. C、74. D

【解析】本组题考查的是肝、肾功能不全患者的用药原则。(1)肝功能不全患者用药原则:①明确诊断,合理选药。②避免或减少使用对肝脏毒性大的药物。③注意药物相互作用,特别应避免与肝毒性的药物合用。④肝功能不全而肾功能正常的患者可选用对肝毒性小、从肾脏排泄的药物。⑤初始剂量宜小,必要时进行血药浓度监测,做到给药方案个体化。⑥定期监测肝功能,及时调整治疗方案。(2)肾功能不全患者用药原则:①明确诊断,合理选药。②避免或减少使用肾毒性大的药物。③注意药物相互作用,特别应避免与有肾毒性的药物合用。④肾功能不全而肝功能正常者可选用双通道(肝肾)消除的药物。⑤肾功能不全又必须使用有明显肾毒性的药物时,可以延长给药间隔或减少给药剂量。

[75 - 77]

【答案】75. C、76. D、77. A

【解析】本组题考查的是良性前列腺增生症治疗药物的选择。①α 肾上腺素能受体阻断剂(多沙唑嗪、阿呋唑嗪、特拉唑嗪)作用机制:通过抑制前列腺和膀胱颈部平滑肌表面的肾上腺素能受体(主要是 α_{1A} 和 α_{1D}),减轻前列腺张力和膀胱出口梗阻,达到减轻症状的目的。不良反应:主要有直立性低血压(伴高血压的老年患者)、眩晕、头痛、乏力、困倦、逆行射精等。②5α 还原酶抑制剂作用机制:抑制Ⅱ型 5α 还原酶发挥作用,抑制前列腺内双氢睾酮水平,达到降低雄激素水平,提高最高尿流率的作用。③抗胆碱能药物(奥昔布宁、索利那新、托特罗定)作用机制:阻断 M 胆碱受体。主要不良反应:口干、尿潴留。

[78 - 81]

【答案】78. D、79. A、80. B、81. E

【解析】本组题考查的是高脂血症治疗药物的选择。①HMG - CoA 还原酶抑制剂(他汀类)主要降低血清 TC 和 LDL - C,也在一定程度上降低 TG,轻度升高 HDL - C 水平,适应证为高胆固醇血症和以胆固醇升高为主的混合性高脂血症,是高胆固醇血症的首选药物。②苯氧芳酸类(贝特类)主要降低血清 TG,也可在一定程度上降低 TC 和 LDL - C,升高 HDL - C,是高三酰甘油血症的首选药物。③烟酸类属 B 族维生素,用量较大时有调节血脂作用,能使血清 TG、TC 及 LDL - C 降低,HDL - C 轻度升高,为目前升高 HDL - C 水平较为有效的药物。④ω - 3 脂肪酸制剂(多烯酸乙酯)为海鱼油的主要成分,可降低 TG 和轻度升高 HDL - C,对 TC 和 LDL - C 无影响,适应证为高三酰甘油血症。

[82 - 84]

【答案】82. C、83. D、84. B

【解析】本组题考查的是腹泻临床药物的选择。(1)非处方药:①急性感染性腹泻首选小檗碱(黄连素)。②因胰腺功能不全(如消化不良性腹泻)应用胰酶,对摄食脂肪过多者腹泻可用胰酶和碳酸氢钠。③因化学刺激引起的腹泻可用双八面体蒙脱石。④肠道菌群失调性腹泻可用微生态制剂如复方嗜酸乳杆菌片、双歧三联活菌胶囊。(2)处方药:①细菌感染的急性腹泻可用氟哌酸、左氧氟沙星、环丙沙星。②病毒性腹泻可用阿昔洛韦、泛昔洛韦抗病毒药。③腹痛较重者或反复呕吐腹泻者、腹痛剧烈者可用山莨菪碱片。④非感染性的急慢性腹泻首选洛哌丁胺。

[85 - 87]

【答案】85. B、86. A、87. E

【解析】本组题考查的是贫血药物的选择。①口服铁剂是治疗缺铁性贫血的首选方法,常用的口服铁剂有硫酸亚铁、乳酸亚铁、葡萄糖酸亚铁、富马酸亚铁、右旋糖酐铁和琥珀酸亚铁。②叶酸 + 维生素 B_{12} 治疗由营养不良、婴儿期所致的恶性贫血。③对由甲氨蝶呤所引发的贫血者,宜合并应用亚叶酸钙。

[88 - 90]

【答案】88. B、89. A、90. D

【解析】本组题考查的是抗肿瘤药物的不良反应,见下表。

药名	主要不良反应
环磷酰胺、异环磷酰胺	骨髓抑制,出血性膀胱炎
顺铂	耳、肾、神经毒性,消化道反应

续表

药名	主要不良反应
米托蒽醌	心脏毒性,骨髓抑制
甲氨蝶呤	肾毒性、肺纤维化、黏膜损伤
阿糖胞苷	肝损害
博来霉素、平阳霉素	肺纤维化
紫杉醇	过敏、心脏传导障碍、末梢神经炎
长春新碱、硼替佐米	末梢神经炎
丝裂霉素	溶血性尿毒症
5－氟尿嘧啶、伊立替康	腹泻

三、综合分析题(共 20 题,每题 1 分,题目分为若干组,每组题目基于同一临床情景、病例、实例或者案例的背景信息逐题展开,每题的备选项中,只有 1 个最符合题意。)

[91－93]

91.**【答案】**A

【解析】本题考查的是药物的临床应用。环磷酰胺是抗肿瘤药物。

92.**【答案】**D

【解析】本题考查的是抗肿瘤药物的不良反应,见下表。

药名	主要不良反应
环磷酰胺、异环磷酰胺	骨髓抑制,出血性膀胱炎
顺铂	耳、肾、神经毒性,消化道反应
米托蒽醌	心脏毒性,骨髓抑制
甲氨蝶呤	肾毒性、肺纤维化、黏膜损伤
阿糖胞苷	肝损害
博来霉素、平阳霉素	肺纤维化
紫杉醇	过敏、心脏传导障碍、末梢神经炎
长春新碱、硼替佐米	末梢神经炎
丝裂霉素	溶血性尿毒症
5－氟尿嘧啶、伊立替康	腹泻

93.**【答案】**C

【解析】本题考查的是抗肿瘤药物的不良反应处理方法。恶心、呕吐是最常见的化疗反应,用 $5-HT_3$ 受体拮抗剂(格拉司琼、昂丹司琼、托烷司琼等)。

[94－96]

94.**【答案】**B

【解析】本题考查的是社区获得性肺炎的临床诊断。根据临床诊断为社区获得性肺炎,左氧氟沙星的给药剂量为 500 mg/d,即:1 片(0.5 g/片),qd(每日一次)。

95.**【答案】**D

【解析】本题考查的是肌酐清除率的计算。该患者的肌酐清除率 Ccr =（140 - 年龄）× 体重 × 0.85/(0.814 × Cr) = $\frac{(140-50)\times 60}{0.814\times 120}$ × 0.85 = 47 mL/min。

96.【答案】D

【解析】本题考查的是左氧氟沙星剂量的计算。该患者肌酐清除率为 47 mL/min，已知肌酐清除率 20 ~ 49 mL/min，首剂 500 mg，此后每 24 小时 250 mg。

[97 - 99]

97.【答案】C

【解析】本题考查的是深静脉血栓形成的治疗药物。(1)抗凝血药：①肝素。②华法林。③新型抗凝药物：达比加群酯、利伐沙班和阿哌沙班。(2)溶栓治疗常用药物有链激酶、尿激酶和阿替普酶。

98.【答案】D

【解析】本题考查的是减弱华法林疗效的药物。主要有维生素 K、苯巴比妥、雌激素、糖皮质激素、口服避孕药、螺内酯及一些中药（人参、西洋参、圣约翰草等）；食物主要有西兰花、白菜、韭菜、莴苣、菠菜、花菜、甘蓝等。

99.【答案】E

【解析】本题主要考查的是华法林的用药注意事项。使用华法林后如出现出血现象，应立即就医。

[100 - 102]

100.【答案】B

【解析】本题考查的是 2 型糖尿病的临床诊断。①一般有家族遗传病史。②起病隐匿、缓慢，无症状的时间可达数年至数十年。③多数人肥胖或超重、食欲好、精神体力与正常人并无差别，个别人可出现低血糖。④多在体检中发现。⑤可出现糖尿病慢性并发症。

101.【答案】A

【解析】本题考查的是糖尿病药物的选择。肥胖型糖尿病患者，首选二甲双胍。

102.【答案】E

【解析】本题考查的是常用口服降糖药的不良反应。二甲双胍主要有消化道反应、乳酸性酸中毒、体重减轻。

[103 - 105]

103.【答案】D

【解析】本题考查的是痛风药物的选择。秋水仙碱是急性痛风的首选药物。

104.【答案】B

【解析】本题考查的是痛风药物的选择。急性发作有剧痛者首选对乙酰氨基酚。

105.【答案】D

【解析】本题考查的是痛风的患者教育。①应告知痛风患者，调整生活方式，坚持长期治疗，减少痛风反复发作。②避免摄入高嘌呤食物（如动物内脏、海鲜、肉汤、干豌豆等）；戒烟限酒（啤酒、白酒），增加碱性食物（香蕉、西瓜、南瓜、黄瓜、草莓、苹果、菠菜、萝卜、四季豆、莲藕、海带）的摄取。③每日饮水 2000 ~ 3000 mL，如血尿酸水平高，应适当碱化尿液，防止发生肾结石。

[106－108]

106.【答案】A

【解析】本题考查的是缺铁性贫血的诊断。(1)血红蛋白 Hb:男性 Hb＜120 g/L,女性 Hb＜110 g/L,孕妇 Hb＜100 g/L。(2)慢性缺铁性贫血:①小细胞低色素性贫血,血常规检查通常 Hb 与 RBC 比例约 3:1(如 Hb 120 g/L,RBC 4.0×10^{12}/L)。②血涂片检查可见红细胞大小不等、中心浅染。③血清铁、血清铁蛋白含量下降。

107.【答案】C

【解析】本题考查的是缺铁性贫血的临床用药。口服铁剂是治疗缺铁性贫血的首选方法。

108.【答案】D

【解析】本题考查的是铁剂的用药注意事项。①补铁宜选用二价铁,三价铁剂只有转化为二价铁剂后才能被吸收。②尽管空腹服用亚铁盐吸收好,但其胃肠反应常使患者不能耐受,故铁剂一般在餐后服用。③肉类、氨基酸、脂肪、维生素 C 可促进铁剂吸收。④牛奶、蛋类、钙剂、磷酸盐、草酸盐等可抑制铁剂吸收。⑤茶和咖啡中的鞣质与铁结合而发生沉淀,影响铁的吸收。⑥四环素、消胆胺等阴离子药可在肠道与铁络合,碳酸氢钠可与亚铁生成难溶的碳酸铁,均影响铁剂的吸收。⑦铁剂治疗应在 Hb 正常后,至少再补充铁剂 4～6 个月,或在血清铁蛋白升至 30～50 μg/L 后停药。⑧铁的吸收与体内储存量有关,正常人的吸收率为 10%,缺铁性贫血者为 30%。

[109－110]

109.【答案】C

【解析】本题考查的是药物的临床应用。治疗胃溃疡的药物有质子泵抑制剂(奥美拉唑、兰索拉唑、雷贝拉唑等)、H_2受体拮抗剂(法莫替丁、雷尼替丁等)、胃黏膜保护剂(氢氧化铝、硫糖铝、枸橼酸铋钾、胶体果胶秘)。

110.【答案】A

【解析】本题考查的是治疗胃溃疡药物的不良反应。长期应用质子泵抑制剂,会影响钙吸收,引起骨质疏松,建议用枸橼酸钙补钙。

四、多项选择题(共 10 题,每题 1 分,每题的备选项中,有 2 个或 2 个以上符合题意,错选或少选均不得分。)

111.【答案】ABCD

【解析】本题考查的是药师面向护士的用药咨询内容。主要有口服药的剂量、用法,注射剂的配制溶剂、稀释容积与浓度、静滴速度、输液药物的稳定性和配伍禁忌等信息。

112.【答案】ABCDE

【解析】本题考查的是血液中白细胞的成分。血液中白细胞包括中性粒细胞、嗜酸性粒细胞、嗜碱性粒细胞、淋巴细胞和单核细胞,其中中性粒细胞所占比例高达 50%～70%。

113.【答案】ACDE

【解析】本题考查的是一级信息源的特点。①相比二级和三级信息源,一级信息源的内容更新快,周期短。②一级信息源可看到研究的具体细节,如实验设计方法、对数据的统计分析等。③读者可以自己对文献进行评价,免受他人观点的影响。④单一试验得到的信息,其结论可能会误导读者。⑤要求读者具有对一级信息源所提供信息的评价能力。⑥一级信息源信息量大,阅读要花费大量的时间。

114.【答案】ABC

【解析】本题考查的是哺乳期妇女禁用的抗菌药物。①氨基糖苷类:链霉素。②喹诺酮类:诺氟沙星、环丙沙星、氧氟沙星、左氧氟沙星、培氟沙星、依诺沙星、洛美沙星、氟罗沙。③四环素类:米诺环素、多西环素。④磺胺类:磺胺嘧啶、柳氮磺吡啶、磺胺甲噁唑、磺胺异噁唑。⑤抗真菌药:特比萘芬、伊曲康唑、两性霉素 B。⑥抗病毒药:利巴韦林、膦甲酸钠。⑦抗疟药及驱虫药:阿苯达唑、替硝唑、乙胺嘧啶。⑧其他:氯霉素、林可霉素。

115.【答案】ABCDE

【解析】本题考查的是药物警戒的工作内容。不仅涉及药物的不良反应,还包括不合格药品;用药错误;缺少药物功效报告;在科学数据缺乏的情况下扩大适应证用药;急、慢性中毒的病例报告;药品致死率估计;药物滥用与误用;其他药品与化学药品或食品合并使用时的不良相互作用。

116.【答案】CDE

【解析】本题考查的是新药临床评价的分期,见下表。

分期	病例数	内容	目的
Ⅰ期临床试验	20~30	初步的临床药理学及人体安全性评价阶段	观察人体对于新药的耐受程度和药动学,为制订给药方案提供依据
Ⅱ期临床试验	100	治疗作用的初步评价阶段	初步评价药物对目标适应证患者的治疗作用和安全性,为Ⅲ期临床试验研究的设计和给药剂量方案的确定提供依据
Ⅲ期临床试验	300	治疗确证阶段	进一步验证药物对目标适应证患者的治疗作用和安全性,评价利益与风险关系,为药物注册申请获得批准提供充分的依据
Ⅳ期临床试验	2000	上市后药品临床再评价阶段	考察药品在广泛使用条件下的疗效和不良反应

117.【答案】AB

【解析】本题考查的是重症肺炎的药物选择。①常用 β-内酰胺类联合大环内酯类或氟喹诺酮类。②青霉素过敏者用氟喹诺酮类和氨曲南。③医院获得性重症肺炎可用氟喹诺酮类或氨基糖苷类、β-内酰胺类、广谱青霉素/β-内酰胺酶抑制剂、碳青霉烯类,必要时可联合万古霉素或利奈唑胺。

118.【答案】ABCE

【解析】本题考查的是血糖仪的正确使用。①血糖试纸必须和其适配的血糖仪一起使用。②血糖试纸有使用期限,一定要注意标签上的有效期,并注意按规定温度保存。③切勿用同一滴血进行多次检测。④采集血样时,每次采血时要使用一枚新的采血针。⑤使用采血笔时,务必套上笔帽,采集的血滴必须足够大且形状完好。水肿或感染的部位不宜采血。⑥当血液中存在大量干扰物时,如对乙酰氨基酚、维生素 C、水杨酸、尿酸、胆红素、甘油三酯、麦芽糖、木糖等,血糖值会有一定偏差。⑦注意 pH 值、温度、湿度和海拔高度都可能对检测结果有影响。⑧定期对仪器进行校正,检查血糖仪的准确性。

119.【答案】CDE

【解析】本题考查的是蛇咬伤的药物治疗。①先用0.05%高锰酸钾液或3%过氧化氢冲洗伤口,拔出残留的毒蛇牙;抽吸促使毒液排出;取胰蛋白酶2000～6000 U加0.05%普鲁卡因或注射用水10～20 mL,封闭伤口外周或近侧,需要时隔12～24 h可重复。②蛇药是治疗毒蛇咬伤有效的中成药,如南通蛇药(季德蛇药)、上海蛇药、新鲜半边莲(蛇疗草)。③抗蛇毒血清有单价的和多价的两种,单价抗毒血清对已知的蛇类咬伤有较好的效果。④急救中忌用吗啡、氯丙嗪、巴比妥类等中枢抑制药和横纹肌抑制药箭毒等。

120.【答案】DE

【解析】本题考查的是中毒后药物的拮抗剂。①物理性拮抗剂:如药用炭等可吸附中毒物质,蛋白、牛乳可沉淀重金属。②化学性拮抗剂:如弱酸中和强碱,弱碱中和强酸,二巯丙醇夺取已与组织中酶系统结合的金属物等。③生理性拮抗剂:如阿托品拮抗有机磷中毒、毛果芸香碱拮抗颠茄碱类中毒。

药学综合知识与技能试卷(5)答案与解析

一、最佳选择题(共40题,每题1分。每题的备选项中,只有1个最符合题意。)

1.【答案】E

【解析】本题考查的是药学服务的重要人群。①用药周期长的慢性病患者。②患有多种疾病,需同时应用多种药品者。③特殊人群,如肝肾功能不全者、过敏体质者、小儿、老年人、妊娠及哺乳期妇女。④用药效果不佳,需要重新调整用药方案者。⑤用药后易出现明显的药品不良反应者。⑥应用特殊剂型、特殊给药途径者。⑦药物治疗窗窄需做监测者。

2.【答案】A

【解析】本题考查的是处方的性质。①法律性:因开处方所造成的医疗差错或事故,医师和药师分别负有相应的法律责任。②技术性:开具或调配处方者必须由经过医药院校系统专业学习,并经资格认定的医药卫生技术人员担任。③经济性:处方是药品消耗及药品经济收入结账的凭证和原始依据,也是患者在治疗疾病过程中用药报销的真实凭证。

3.【答案】E

【解析】本题考查的是国内药历的内容。①基本情况:主要包括患者姓名、性别、年龄、体重或体重指数、出生年月、病案号或病区病床号、医保和费用支付情况、生活习惯和联系方式。②病历摘要:主要包括既往病史、体格检查、临床诊断、非药物治疗情况、既往用药史、药物过敏史、主要实验室检查数据、出院或转归。③用药记录:主要包括药品名称、规格、剂量、给药途径、起始时间、停药时间、联合用药、进食与嗜好、药品不良反应与解救措施。④用药评价:主要包括用药问题与指导、药学干预内容、药物监测数据、药物治疗建设性意见、结果评价等。

4.【答案】A

【解析】本题考查的是常用药物的通用名与别名,见下表。

通用名	别名	通用名	别名
普萘洛尔	心得安	碳酸氢钠	小苏打
复方甘草合剂	棕色合剂	复方氢氧化铝	胃舒平
硝酸异山梨酯	消心痛	多潘立酮	吗丁啉
硝苯地平	心痛定	氢氯噻嗪	双克、双氢克尿噻
曲克芦丁	维脑路通	呋塞米	速尿
氢氧化铝	胃舒平	缩宫素	催产素
沙丁胺醇	舒喘灵	利可君	利血生
醋酸甲羟孕酮	安宫黄酮	双嘧达莫	潘生丁
甲氧氯普胺	胃复安(灭吐灵)	马来酸氯苯那敏	扑尔敏
甲硝唑	灭滴灵	地塞米松	氟米松
螺内酯	安体舒通	泼尼松	强的松

续表

通用名	别名	通用名	别名
甲基睾丸素	甲睾酮	格列本脲	优降糖
消旋山莨菪碱	654－2	苯乙双胍	降糖灵
喷托维林	咳必清	多柔比星	阿霉素
诺氟沙星	氟哌酸	地西泮	安定
呋喃唑酮	痢特灵	艾司唑仑	舒乐安定
吡拉西坦	脑复康	维生素 C	抗坏血酸
维拉帕米	异博定	氯化钠注射液	生理盐水(N.S.)
吲哚美辛	消炎痛	可待因	甲基吗啡
阿昔洛韦片	无环鸟苷片、克毒星	哌替啶	杜冷丁
小檗碱	黄连素	汞溴红溶液	红药水
异烟肼	雷米封	过氧化氢	双氧水
去乙酰毛花苷	西地兰 D	头孢哌酮	先锋必
利巴韦林	病毒唑	维生素 AD 胶丸	鱼肝油丸
复方磺胺甲噁唑	复方新诺明	维生素 B_2 片	核黄素

5.【答案】E

【解析】本题考查的是处方调配中“四查十对”的内容。①查处方,对科别、姓名、年龄。②查药品,对药名、剂型、规格、数量。③查配伍禁忌,对药品性状、用法用量。④查用药合理性,对临床诊断。

6.【答案】C

【解析】本题考查的是处方与临床诊断的相符性。(1)无适应证用药:①患者咳嗽,但无感染诊断,给予阿奇霉素口服。②第三代头孢菌素用于I类手术切口感染。③头孢用于治疗流行性感冒。(2)无正当理由超适应证用药:①输尿管结石,给予黄体酮。虽然黄体酮有排石作用,但其说明书中并未提及,故属于超适应证用药。②坦洛新用于降压。③阿托伐他汀钙用于补钙。(3)盲目联合用药:肠炎细菌感染性腹泻,给予小檗碱片、盐酸地芬酯片、双八面体蒙脱石散剂治疗。(4)过度治疗用药:①食管癌患者,给予顺铂、氟尿嘧啶、表柔比星、依托泊苷治疗。②滥用抗菌药物、糖皮质激素、人血白蛋白、二磷酸果糖及肿瘤辅助治疗药。③无治疗指征盲目补钙。(5)有禁忌证用药:①抗胆碱药和抗过敏药用于伴有青光眼、良性前列腺增生症患者。②治疗感冒的减轻鼻充血药伪麻黄碱用于伴有严重高血压患者。③脂肪乳用于急性肝损伤、急性胰腺炎、脂质肾病、脑卒中、高脂血症患者。④双氯芬酸用于有消化道溃疡的患者镇痛。

7.【答案】A

【解析】本题考查的是饮食对药物疗效的影响。食醋不宜与磺胺药同时服用,后者在酸性条件下可形成结晶尿,易出现尿闭和血尿。

8.【答案】C

【解析】本题考查的是药物皮试的药液浓度。青霉素钾(钠)注射剂皮试药液浓度 500 U/(mL),皮内 0.1 mL。

9.【答案】B

【解析】本题考查的是给药剂量的计算。

计算公式：$输注速度=\dfrac{给药体积}{\dfrac{给药剂量}{给药速度}}=\dfrac{250\ mL}{\dfrac{0.5\ g}{60\ mg/h}}=30\ mL/h$。

10.【答案】A

【解析】本题考查的是三级信息源的特点。①提供的信息全面详实(简明扼要)。②内容广泛,使用方便。③提供的内容不是最新的,因为从编写到出版一本书籍需要很长的时间。④由于作者准备不够充分或鉴于书的篇幅限制,导致书中某些内容的论述不够全面细致。⑤如作者可能对一、二级文献的理解有误或者转录的数据有误,故药师查阅时,需要自己去验证内容的真实性和准确性。

11.【答案】A

【解析】本题考查的是两种浓度混合的换算。设需取50%葡萄糖注射液 V mL,取5%葡萄糖注射液$(500-V)$mL,由 $50\%V+5\%\times(500-V)=10\%\times500$,计算得 $V=56$ mL,$(500-56)$mL$=444$ mL,即配制10%葡萄糖注射液500 mL,需取50%葡萄糖注射液56 mL,5%葡萄糖注射液444 mL。

12.【答案】D

【解析】本题考查的是药师交待患者正确的用药途径及方法。泡腾片严禁直接口服。

13.【答案】B

【解析】本题考查的是剂型与给药途径的合理性。①给药途径影响药物的效果,如硫酸镁肌内注射可用于治疗子痫,而口服则用于导泻,湿敷则消肿。②重症、急救选择静脉注射、静脉滴注、肌内注射、吸入及舌下给药方式。③轻症、慢性疾病适宜选用口服给药途径。④皮肤疾病适宜选择外用溶液剂、酊剂、软膏剂、涂膜剂等剂型。⑤腔道疾病治疗时宜选用局部用栓剂。

14.【答案】E

【解析】本题考查的是抗感冒药含有的化学药物成分,见下表。

类别	中成药名称	所含主要西药成分
抗感冒药	金羚感冒片、速克感冒片	马来酸氯苯那敏、乙酰水杨酸、维生素C
	重感冒灵片	马来酸氯苯那敏、安乃近
	新复方大青叶片	对乙酰氨基酚、维生素C、咖啡因
	扑感片、贯防感冒片、速感宁胶囊、银菊清解片	对乙酰氨基酚、马来酸氯苯那敏
	速感康胶囊、维C银翘片	对乙酰氨基酚、马来酸氯苯那敏、维生素C
	感冒宁胶囊(冲剂)、感特灵胶囊、复方感冒片、感冒安片	对乙酰氨基酚、马来酸氯苯那敏、咖啡因
	感冒清片、治感佳片	对乙酰氨基酚、马来酸氯苯那敏
	强力感冒片(强效片)、抗感灵片、临江风药	对乙酰氨基酚
	贯黄感冒颗粒	马来酸氯苯那敏

15.【答案】C

【解析】本题考查的是乳汁分泌的药物。①脂溶性高的药物:如地西泮脂溶性较强,可分布到乳汁中,哺乳期妇女应避免使用。②乳汁的 pH 值比母体血浆 pH 值低,碱性药物如红霉素易于分布到乳汁中,而酸性药物如青霉素 G、磺胺类则不易进入到乳汁中。③蛋白结合率高的药物不易分布到乳汁中。如华法林具有较高的血浆蛋白结合率,故很少进入乳汁。

16.【答案】E

【解析】本题考查的是药库相对湿度。新版《药品经营质量管理规范》规定应为 35%~75%。

17.【答案】D

【解析】本题考查的是医疗机构制剂的经营。医疗机构制剂只能在本医疗机构内凭执业医师或者执业助理医师的处方使用,不得进入市场。

18.【答案】A

【解析】本题考查的是嗜酸性粒细胞增多的药物。应用头孢拉定、头孢氨苄、头孢呋辛、头孢哌酮,可使嗜酸性粒细胞增多。

19.【答案】D

【解析】本题考查的是粪常规检查。柏油便黑色有光泽,为上消化道出血。粪隐血可见于消化道溃疡,如胃、十二指肠溃疡患者。

20.【答案】B

【解析】本题考查的是血脂代谢检查。应用避孕药、甲状腺激素、肾上腺糖皮质激素、抗精神病药(如氯氮平)等药物时,可引起总胆固醇升高。

21.【答案】E

【解析】本题考查的是发热处方药的选择。对 5 岁以下儿童高热时紧急退热,可应用 20% 安乃近溶液滴鼻,对短暂发热性惊厥需给予地西泮。

22.【答案】C

【解析】本题考查的是宜多饮水的药物。①抗痛风药:服用苯溴马隆等抗痛风药的过程中,应注意多饮水,一日保持尿量在 2000 mL 以上,同时应碱化尿液,使 pH 值保持在 6.0 以上,以防止尿酸在泌尿道沉积形成结石。②磺胺类药物:服用磺胺类药物易形成结晶尿,服用后宜大量饮水,冲走结晶,也可加服碳酸氢钠以碱化尿液,减少结晶对尿道的伤害。③氨基糖苷类药物:氨基糖苷类药物宜多喝水,以加快药物的排泄,减少对肾脏的毒性。④平喘药:茶碱类平喘药还具有利尿作用,故服用时,应注意多喝水,补充液体。⑤利胆药:利胆药熊去氧胆酸等还可引起胆汁的过度分泌和腹泻,故服用时应尽量多喝水,以避免过度腹泻而脱水。⑥蛋白酶抑制剂:服用茚地那韦、奈非那韦等蛋白酶抑制剂可引起尿结石或肾结石,为避免结石的发生,故应确保足够的水,一日饮水在 2000 mL 以上。⑦双膦酸盐:服用阿仑膦酸钠等双膦酸盐药物时,可致水、电解质紊乱,故应注意补充液体,使一日尿量保持达 2000 mL 以上。⑧氟喹诺酮类药物:服用诺氟沙星等氟喹诺酮类药物时,应多喝水,减少药物对肾的损伤。

23.【答案】A

【解析】本题考查的是老年患者潜在不适当用药的 Beers 标准(2012 版),见下表。

药物	使用建议
氯苯那敏	避免使用;易导致意识混乱,口干,便秘

续表

药物	使用建议
颠茄,莨菪碱,东莨菪碱	避免使用;除非在和缓医疗中用于减少口腔分泌物
短效双嘧达莫(不包括与阿司匹林的复方缓释制剂)	避免使用;可能导致体位性低血压;注射制剂可用于心脏负荷试验
呋喃妥因	避免长期使用;避免用于 CrCl < 60 mL/min 的患者,在这类患者尿液中浓度较低,不足以发挥疗效;潜在的肺毒性
多沙唑嗪,哌唑嗪,特拉唑嗪	避免作为降压药物;体位性低血压风险较高
可乐定,甲基多巴,利血平(>0.1mg/d)	避免作为降压的一线药物;中枢神经系统不良反应风险较高,可能导致心动过缓及体位性低血压
胺碘酮,普鲁卡因胺,普罗帕酮,奎尼丁	避免使用抗心律失常药物作为房颤的一线用药;胺碘酮可产生多种毒性(如甲状腺、肺)及 Q-T 间期延长
速释硝苯地平	避免使用;导致低血压;增加突发心肌缺血的风险
异戊巴比妥,苯巴比妥,司可巴比妥	避免使用;躯体依赖性,易产生耐药性
阿普唑仑,奥沙西泮,替马西泮,三唑仑,地西泮	避免使用任何类型苯二氮䓬类药物治疗失眠、烦躁或谵妄;增加老年人认知功能受损、谵妄、跌倒、骨折等风险
水合氯醛	避免使用;10 天内即发生耐受;给予推荐剂量 3 倍时,风险大于获益
干燥甲状腺片	避免使用;心脏不良反应
甲地孕酮	避免使用;对体重影响较小,增加血栓风险,在老年患者中可能增加死亡率
氯磺丙脲,格列本脲	避免使用;导致持续低血糖,氯磺丙脲还会导致抗利尿激素分泌异常综合征
甲氧氯普胺	避免使用,除非胃轻瘫。导致锥体外系反应,包括迟发运动障碍
哌替啶	避免使用;常规剂量的口服制剂镇痛效果不佳,导致神经毒性
阿司匹林 >325 mg/d,双氯芬酸,布洛芬,美洛昔康,萘丁美酮,萘普生,吡罗昔康	避免长期使用,必须使用,患者应服用胃黏膜保护剂。在以下高危人群中增加消化道出血及消化性溃疡风险:>75 岁,口服或肠外给予糖皮质激素,抗凝药物及抗血小板药
吲哚美辛(包括肠道外制剂)	避免使用;增加消化道出血及消化性溃疡风险,所有 NSAIDs 中,吲哚美辛不良反应最严重

24.【答案】C

【解析】本题考查的是尿常规检查。应用阿司匹林、磺胺药、伯氨喹、硝基呋喃类、万古霉素、秋水仙碱、卡那霉素、吲哚美辛、他汀类调节血脂药、吡罗昔康,可出现尿血红蛋白阳性。

25.【答案】E

【解析】本题考查的是饮酒对药物疗效的影响。在使用甲硝唑、替硝唑、头孢曲松、头孢哌酮、氯丙嗪、呋喃唑酮等会出现"双硫仑样反应",即有面部潮红、头痛、眩晕、腹痛、胃痛、恶心、呕吐、气促、嗜睡、血压降低、幻觉等症状,故在使用上述药物期间,应避免饮酒。

26.【答案】B

【解析】本题考查的是血生化检查。ALT、AST 升高，显示肝脏毒性；CK 升高，显示肌肉毒性。

27.【答案】E

【解析】本题考查的是常用剂型的正确使用。泡腾片直接吞服可能导致患者窒息，故泡腾片严禁直接服用或口含。

28.【答案】A

【解析】本题考查的是抗感冒药物的用药注意事项。含有鼻黏膜血管收缩药如盐酸伪麻黄碱的制剂，对伴有心脏病、高血压、甲状腺功能亢进、肺气肿、青光眼、前列腺增生者需慎用。

29.【答案】A

【解析】本题考查的是儿童剂量的计算。根据儿童体重与体表面积粗略折算方法，体重30 kg，体表面积为1.15，每增加5 kg 体重，体表面积增加0.10 m^2，如体表面积(35 kg) = 1.25 m^2。小儿体表面积(m^2) = 1.25 m^2，成人剂量500 mg，代入公式得

$$儿童剂量 = \frac{500\ mg \times 1.25\ m^2}{1.73\ m^2} = 361\ mg。$$

30.【答案】B

【解析】本题考查的是药师发药环节差错的有效防范措施。此题属于“简单送分题”，应“仔细”。

31.【答案】B

【解析】本题考查的是哺乳期用药注意事项。哺乳期妇女患泌尿道感染时，不宜选用磺胺药，而应用氨苄西林代替，既可有效地治疗乳母泌尿道感染，又可减少对婴儿的危害。

32.【答案】A

【解析】本题考查的是老年人药动学方面的改变。老年人的肾单位仅为年轻人的一半，影响药物的排泄，使药物在体内积蓄，容易产生不良反应或中毒。当老年人使用经肾排泄的常量药物时，就易蓄积中毒。特别是使用地高辛、氨基糖苷类、别嘌醇、万古霉素、苯巴比妥、四环素类、头孢菌素类、磺胺药等药时要慎重。

33.【答案】D

【解析】本题考查的是“大三阳”和“小三阳”的区别。“大三阳”表面抗原、e 抗原、核心抗体同为阳性，表明乙肝病毒在人体内复制活跃，带有传染性，应尽快隔离。“小三阳”表面抗原、e 抗体、核心抗体同为阳性，表明乙肝病毒人体内复制减少，传染性小，不需要隔离。如肝功能正常，又无症状，成为乙型肝炎病毒无症状携带者。乙型肝炎病毒 e 抗原(HBeAg)显示阳性，表示病毒在复制、干细胞进行性损害、血清具有高度传染性。

34.【答案】E

【解析】本题考查的是短暂性脑缺血发作治疗的药物。尿激酶属于溶栓药物，禁用溶栓药的情况：既往有颅内出血，近 2 周内进行过大的外科手术，近 3 个月有脑梗死或心肌梗死史，严重心、肾、肝功能不全或妊娠期，血小板计数 $< 100 \times 10^9/L$，血糖 < 2.7 mmol/L，收缩压 > 180 mmHg或舒张压 > 100 mmHg。

35.【答案】A

【解析】本题考查的是左旋多巴的应用注意。蛋白质中某些氨基酸会影响左旋多巴的作用，故应避免同时进食蛋白质类食物。

36.【答案】A

【解析】本题考查的是抗结核药物。化疗方案常选用一线抗结核药物短程联合治疗,即2种杀菌药异烟肼(H)和利福平(R)及2种抑菌药吡嗪酰胺(Z)和乙胺丁醇(E)治疗6个月。

37.【答案】B

【解析】本题考查的是骨性关节炎的药物选择。①骨性关节炎伴轻、中度疼痛患者通常首选对乙酰氨基酚,每日最大剂量不超过4000 mg。②对乙酰氨基酚治疗效果不佳的骨性关节炎患者,可个体化使用NSAIDs,常用NSAIDs主要有布洛芬、萘丁美酮、吲哚美辛、双氯芬酸、美洛昔康、塞来昔布。③胃肠道不良反应较高的患者,可选用非选择性NSAIDs(如布洛芬、萘丁美酮、双氯芬酸)加用抑酸药物(H_2受体拮抗剂、质子泵抑制剂)或米索前列醇等胃黏膜保护剂,或选择性COX-2抑制剂(如塞来昔布)。④其他镇痛药物:如曲马多、阿片类镇痛剂,或对乙酰氨基酚与阿片类的复方制剂,适用于NSAIDs治疗无效或不耐受的骨性关节炎患者。

38.【答案】A

【解析】本题考查的是巨幼细胞性贫血的临床药物。巨幼红细胞贫血,应选用的药物是叶酸+维生素B_{12}。

39.【答案】B

【解析】本题考查的是胃食管反流病的患者教育。应避免可能加重反流症状的药物,如钙通道阻滞剂、茶碱类、镇静剂、雌激素,停服多西环素、氯化钾、铁剂、奎尼丁、阿仑膦酸盐等可能引起食管损害的药物。

40.【答案】D

【解析】本题考查的是常用的特殊解毒剂及应用,见下表。

名称	应用
二巯丙醇	用于砷、汞、金、铋等中毒
依地酸钙钠(解铅乐)	用于铅、锰、铜、镉等中毒,尤以铅中毒疗效好,也可用于镭、钚、铀、钍中毒
青霉胺(D-盐酸青霉胺)	用于铜、汞、铅中毒的解毒,治疗肝豆状核变性病
亚甲蓝(美蓝)	用于氰化物中毒,小剂量可用于亚硝酸盐中毒
硫代硫酸钠	主要用于氰化物中毒,也用于砷、汞、铅中毒等解毒
亚硝酸钠	用于氰化物中毒
碘解磷定(解磷定)	用于有机磷中毒
盐酸烯丙吗啡	用于吗啡、哌替啶急性中毒
乙酰胺(解氟灵)	用于有机氟杀虫农药中毒
乙酰半胱氨酸	用于对乙酰氨基酚过量所致的中毒
纳洛酮	用于急性阿片类及急性乙醇中毒
氟马西尼	用于苯二氮䓬类药物中毒

二、配伍选择题(共50题,每题1分,题目分为若干组,每组题目对应同一组备选项,备选项可重复选用,也可不选用,每题只有一个备选项最符合题意。)

[41-43]

【答案】41. C、42. B、43. B

【解析】本组题考查的是处方与临床诊断的相符性。(1)无适应证用药:①患者咳嗽,但无感染诊断,给予阿奇霉素口服。②第三代头孢菌素用于Ⅰ类手术切口感染。③头孢用于治疗流行性感冒。(2)无正当理由超适应证用药:①输尿管结石,给予黄体酮。虽然黄体酮有排石作用,但其说明书中并未提及,故属于超适应证用药。②坦洛新用于降压。③阿托伐他汀钙用于补钙。④二甲双胍用于非2型糖尿病减肥。(3)盲目联合用药:肠炎细菌感染性腹泻,给予小檗碱片、盐酸地芬酯片、双八面体蒙脱石散剂治疗。(4)过度治疗用药:①食管癌患者,给予顺铂、氟尿嘧啶、表柔比星、依托泊苷治疗。②滥用抗菌药物、糖皮质激素、人血白蛋白、二磷酸果糖及肿瘤辅助治疗药。③无治疗指征盲目补钙。(5)有禁忌证用药:①抗胆碱药和抗过敏药用于伴有青光眼、良性前列腺增生症患者。②治疗感冒的减轻鼻充血药伪麻黄碱用于伴有严重高血压患者。③脂肪乳用于急性肝损伤、急性胰腺炎、脂质肾病、脑卒中、高脂血症患者。④双氯芬酸用于治疗有消化道溃疡的患者镇痛。

[44－46]

【答案】44. A、45. B、46. D

【解析】本组题考查的是剂型与给药途径的合理性。①硫酸镁肌内注射可用于治疗子痫,而口服则用于导泻,湿敷则消肿。②甘露醇注射剂静注用于颅内压升高与青光眼。

[47－49]

【答案】47. A、48. C、49. D

【解析】本组题考查的是含有化学药成分的中成药。过量应用氯苯那敏引起肾衰,过量应用格列本脲引起低血糖,过量应用氢氯噻嗪导致低血钾。

[50－52]

【答案】50. B、51. C、52. C

【解析】本组题考查的是药物的相互作用对药效的影响。(1)作用相加或增强疗效,产生协同作用。①磺胺甲噁唑与甲氧苄啶合用,分别作用于二氢叶酸合成酶和二氢叶酸还原酶,抗菌活性大大增强。②硫酸阿托品与胆碱酯酶复活剂(解磷定、氯磷定)联用,可减少阿托品用量和不良反应,提高有机磷中毒的疗效。③亚胺培南制剂中加入西司他丁钠,后者为肾肽酶抑制剂,保护药品免受破坏,从而增加疗效。④β－内酰胺酶抑制剂与β－内酰胺类抗生素的复方制剂,如阿莫西林/克拉维酸钾、替卡西林/克拉维酸钾、氨苄西林/舒巴坦、头孢哌酮/舒巴坦,β－内酰胺酶抑制剂可抑制β－内酰胺酶,使β－内酰胺类抗生素免受开环破坏,抗菌活性显著增强。⑤苄丝肼或卡比多巴为芳香氨基酸类脱羧酶抑制剂,可抑制外周左旋多巴脱羧转化为多巴胺的过程,提高左旋多巴进入脑组织的量,降低外周性心血管系统的不良反应。⑥铁剂与维生素C合用,后者可促使铁转变为2价铁,从而促进铁吸收,增加疗效。⑦青蒿素与乙胺嘧啶、磺胺多辛合同,可延缓抗药性的产生。⑧磷霉素与β－内酰胺类、氨基糖苷类、大环内酯类、氟喹诺酮类等药物合用,有协同作用,并减少耐药性。(2)减少不良反应:①阿托品与吗啡合用,可减轻后者所引起的平滑肌痉挛,增强镇痛作用。②普萘洛尔与硝酸酯类合用治疗心绞痛,可减少各自的不良反应。(3)敏感化作用:排钾利尿剂(氢氯噻嗪)可使血K^+浓度降低,从而使心脏对强心苷药敏感化,容易发生心律失常。(4)拮抗作用:①氢氯噻嗪类药物可拮抗甲苯磺丁脲的降糖作用。②纳洛酮、纳屈酮是吗啡拮抗剂,可用于吗啡中毒的解救。(5)增加毒性或药品不良反应:①肝素钙与阿司匹林、非甾体抗炎药、双嘧达莫合用,有增加出血的危险。②甲氧氯普胺与吩噻嗪类抗精神病药合用,可加重锥体外系不良反应。③氨基糖苷类与依他尼酸、呋塞米或万古霉素合用,可增加耳毒性和肾毒性。

[53－54]

【答案】53. A、54. E

【解析】本组题考查的是常见的肝药酶抑制剂。西咪替丁属于肝药酶 CYP3A4 抑制剂,洛伐他汀属于肝药酶 CYP2C19 抑制剂。

[55－57]

【答案】55. A、56. D、57. B

【解析】本组题考查的是常用剂型的正确使用。(1)泡腾片:①严禁直接服用或口含。②供口服的泡腾片用凉开水或温水浸泡,药物可迅速崩解,待气泡消失后再饮用。(2)舌下片:①一般含服时间至少 5 min,以保证药物充分吸收。②不能用舌头在嘴中移动舌下片以加速其溶解。③不要咀嚼或吞咽药物,不要进食、嚼口香糖,保持安静,不宜多说话。④含后 30 min内不宜吃东西或饮水。(3)透皮贴剂:①将所要贴敷部位的皮肤清洗干净,并晾干。②贴于无毛发或是刮净毛发的皮肤上,轻轻按压使其边缘与皮肤贴紧,不宜热敷。③皮肤有破损、溃烂、渗出、红肿的部位不要贴敷。④选择一个不进行剧烈运动的部位,不要贴在皮肤的皱褶处。⑤若发现给药部位出现红肿或刺激,可向医生咨询。(4)气雾剂:①尽量将痰液咳出,口腔内的食物咽下。②用前一定要将气雾剂摇匀。③将双唇紧贴近喷嘴,头稍微后倾,缓缓呼气尽量让肺部的气体排尽。④深呼吸的同时揿压气雾剂阀门,使舌头向下;准确掌握剂量,明确 1 次给药揿压几下。⑤屏住呼吸约 10s～15s,后用鼻子呼气。⑥含激素类制剂用温水漱口。(5)缓、控释制剂:①注意某些药未表明"缓释"或"控释"字样,若在其外文药名中带有 SR、ER 时,则属于缓释剂型。②一般应整片或整丸吞服,严禁嚼碎。③每日服用 1～2 次,故用药时间固定。

[58－59]

【答案】58. A、59. B

【解析】本组题考查的常用药品的服用时间,见下表。

服用时间	药品类别	药品名称
清晨	糖皮质激素	泼尼松、泼尼松龙、地塞米松、可的松
	抗高血压药	氨氯地平、依那普利、贝那普利、拉西地平、氯沙坦、缬沙坦、索他洛尔
	抗抑郁药	氟西汀、帕罗西汀、瑞波西汀、氟伏沙明
	利尿药	呋塞米、螺内酯
	驱虫药	阿苯达唑、甲苯咪唑、哌嗪、噻嘧啶
	泻药	硫酸镁
餐中	降糖药	二甲双胍、阿卡波糖、格列美脲
	非甾体抗炎药	舒林酸、吡罗昔康、依索昔康、美洛昔康
	肝胆辅助药	熊去氧胆酸
	抗血小板药	噻氯匹定
	减肥药	奥利司他
	分子靶向抗肿瘤药	伊马替尼
	抗结核药	乙胺丁醇、对氨基水杨酸

[60－62]

【答案】60. C、61. D、62. B

【解析】本组题考查的是肝功能不全患者慎用的药物，见下表。

损害类别	影响药物
代谢性肝损伤	氯丙嗪、三环类抗抑郁药、抗癫痫药、抗菌药、抗风湿药、抗甲状腺药、免疫抑制剂、口服避孕药、巴比妥类、甲基多巴
急性实质性肝损伤	异烟肼、三环类抗抑郁药、单胺氧化酶抑制剂、抗癫痫药、抗真菌药、利尿药、美托洛尔、钙通道阻滞剂、奎尼丁、鹅去氧胆酸、可卡因
药物引起的脂肪肝	异烟肼、甲氨蝶呤、苯妥英钠、四环素、水杨酸类、格列本脲、青霉素衍生物、磺胺药、抗癫痫药、阿司匹林、别嘌醇、保泰松、雷尼替丁、氯磺丙脲、氯丙嗪、奎尼丁、地尔硫䓬、丙吡胺、肼屈嗪等
肝纤维化和肝硬化	甲氨蝶呤、烟酸、维生素A
硬化性胆管炎	氟尿嘧啶
肝血管病变	口服避孕药、达卡巴嗪
肝脏肿瘤	口服避孕药、雄激素和蛋白同化激素

[63－64]

【答案】63. B、64. C

【解析】本组题考查的是易受药物影响引起胎儿畸形的药物。主要药物有：①沙立度胺可引起胎儿肢体、耳、内脏畸形。②雌激素、雄激素可引起胎儿性发育异常。③叶酸拮抗剂（甲氨蝶呤）可导致颅面部畸形、腭裂。④氮芥类药物（环磷酰胺）可引起泌尿生殖系统异常，指趾畸形。

[65－67]

【答案】65. A、66. B、67. C

【解析】本组题考查的是驾驶员应慎用的药物，见下表。

副作用类别	主要药物
引起嗜睡	抗感冒药、抗过敏药、镇静催眠药、抗偏头痛药、质子泵抑制剂
出现眩晕或幻觉	右美沙芬、喷托维林（咳必清）、双氯芬酸、金刚烷胺、双嘧达莫
视物模糊或辨色困难	布洛芬、吲哚美辛、东莨菪碱、硝酸甘油、卡马西平、苯妥英钠、丙戊酸钠、利培酮
出现定向力障碍	哌替啶、雷尼替丁、西咪替丁、法莫替丁、避孕药（长期服用）
多尿或多汗	阿米洛利及复方制剂、利血平氨苯蝶啶片、吲达帕胺、哌唑嗪

[68－69]

【答案】68. E、69. B

【解析】本组题考查的是妊娠用药分级标准及常见药物，见下表。

级别	标准	常见药物
A级	有对照组的早期妊娠妇女中未显示对胎儿有危险，可能对胎儿的伤害极小	各种水溶性维生素、正常剂量的脂溶性维生素、枸橼酸钾、氯化钾

续表

级别	标准	常见药物
B级	动物生殖试验中并未显示对胎儿的危险，但无孕妇的对照组，或对动物生殖试验显示有副反应，但在早孕妇女的对照组中并不能肯定其不良反应	青霉素、阿莫西林、阿昔洛韦、氨苄西林-舒巴坦、头孢哌酮钠-舒巴坦钠、头孢曲松钠、红霉素、阿卡波糖、二甲双胍、对乙酰氨基酚、法莫替丁、雷尼替丁、泮托拉唑
C级	动物的研究中证实对胎儿有不良反应，但在妇女中无对照组或在妇女和动物研究中无可以利用的资料，药物仅在权衡利大于弊时给药	阿米卡星、氯霉素、咪康唑、万古霉素、氧氟沙星、奥司他韦、格列吡嗪、罗格列酮、瑞格列奈、奥美拉唑、多潘立酮、氨氯地平、美托洛尔
D级	对人类胎儿的危险有肯定的证据，仅在对孕妇肯定有利时，方可应用	链霉素、甲巯咪唑、缬沙坦、氨氯地平片、卡马西平、卡托普利
X级	动物或人的研究中已证实可使胎儿异常，或基于人类的经验知其对胎儿有危险，该药禁用于妊娠期妇女	辛伐他汀、利巴韦林、米非司酮、沙利度胺、华法林、甲氨蝶呤、米索前列醇

[70-72]

【答案】70. D、71. C、72. A

【解析】本组题考查的是发药时交代的注意事项。①用药期间不宜饮酒：中枢神经系统药物如催眠药地西泮、艾司唑仑，抗抑郁药氟西汀、帕罗西汀、舍曲林应禁酒，以免加深中枢抑制。头孢哌酮、甲硝唑等药物能与酒精发生双硫仑样反应，用药期间应避免酒精摄入。②因会引起眩晕、嗜睡、视物不清等不良发应，故应提示患者不要从事驾车、操作机器或高空作业，如卡马西平、苯妥英钠、普萘洛尔、维拉帕米、氯苯那敏等。③某些药物可形成结晶尿，药师要交代至少要喝约 250 mL 的水，如磺胺类、喹诺酮类。④可引起体位性低血压的药物，如特拉唑嗪、多沙唑嗪等，服用后，患者由卧而坐起，或由坐而站起等从低位向高位的转换动作时均应缓慢，动作不能突然。⑤提示患者服用铋制剂后舌苔、大便可呈灰褐色；服用利福平后尿液、泪液可呈橙红色；服用吲哚美辛粪便呈绿色；服用铁剂大便呈红褐色；服用维生素 B_2 小便呈黄色。⑥用卡托普利的患者，药师需要告知患者引起干咳。

[73-74]

【答案】73. A、74. D

【解析】本组题考查的是肝功能及乙型肝炎血清免疫学检查项目的英文缩写。丙氨酸氨基转移酶（ALT），天门冬氨酸氨基转移酶（AST），碱性磷酸酶（ALP），白细胞计数（WBC），乙型肝炎病毒表面抗原（HBsAg），乙型肝炎病毒表面抗体（抗-HBs，HBsAb），乙型肝炎病毒 e 抗原（HBeAg），乙型肝炎病毒 e 抗体（抗-HBe，HBeAb），乙型肝炎病毒核心抗体（抗-HBc，HBcAb）。

[75-76]

【答案】75. B、76. D

【解析】本组题考查的是咳嗽的临床药物选择。（1）非处方药：①以刺激性干咳或阵咳症状为主者：首选苯丙哌林，其次喷托维林。②根据咳嗽频率或程度选择药物：剧咳者选用苯丙哌林，次选右美沙芬，咳嗽较弱者选用喷托维林。③根据咳嗽发作时间选择药物：白天咳嗽宜选用苯丙哌林,夜间咳嗽宜选用右美沙芬。④对感冒所伴随的咳嗽:常选用含右美沙芬的复方制剂如氨酚伪麻美芬片Ⅱ/氨麻苯美片、美扑伪麻片、伪麻美沙芬等制剂。(2)处方药:①对频繁、剧烈无痰干咳者:选用可待因,镇咳作用强大而迅速,尤其适用于胸膜炎伴胸痛的咳嗽患者。②对呼吸道有大量痰液并阻塞呼吸道,引起窒息者:可应用司坦类黏液调节剂(如羧甲司坦)或祛痰剂(如氨溴索)。③合并气管炎、支气管炎和肺炎者,服用抗感染药物(抗生素类、磺胺类、喹诺酮类)。

[77-78]

【答案】77. D、78. C

【解析】本组题考查的是急性结膜炎的非处方药物治疗。①细菌感染引起的急性卡他性结膜炎:可选用四环素、金霉素、红霉素。②流行性结膜炎:局部给予抗病毒药如0.1%酞丁安或阿昔洛韦滴眼液。③过敏性结膜炎:宜选用醋酸氢化可的松或色甘酸钠,连续应用不得超过2周。④春季卡他性结膜炎:可应用2%色甘酸钠滴眼液。

[79-80]

【答案】79. A、80. B

【解析】本组题考查的是稳定型心绞痛的药物选择。发作时可含服作用较快的硝酸酯类药物,如硝酸甘油或硝酸异山梨酯;缓解期的药物治疗选用抗血小板药物,如阿司匹林或氯吡格雷。

[81-83]

【答案】81. E、82. C、83. A

【解析】本组题考查的是治疗疼痛的药物。非处方药:(1)解热镇痛药:①对乙酰氨基酚:镇痛不宜超过10日。②布洛芬:具有消炎、镇痛作用。③双氯芬酸钠二乙胺乳胶剂:用于缓解肌肉、软组织和关节的轻至中度疼痛。(2)紧张性头痛:长期伴有精神紧张者,推荐口服谷维素。(3)内脏绞痛:平滑肌痉挛引起的腹痛可用氢溴酸山莨菪碱。处方药:(1)非甾体类抗炎药:①双氯芬酸钠缓释片:对轻度及长期治疗患者推荐使用。②塞来昔布:对于急性疼痛,推荐剂量为第1天首剂400 mg,必要时,可再服200 mg;本品缓解骨关节炎的推荐剂量为每日200 mg。(2)紧张性头痛:①长期精神较紧张者,应用地西泮。②伴有反复性偏头痛应用抗偏头痛药,如麦角胺咖啡因、苯噻啶。③三叉神经痛首选卡马西平,如无效可服苯妥英钠或氯硝西泮等药物。(3)内脏绞痛:解痉药阿托品肌内注射,严重疼痛者可选用可待因片。(4)其他药物:氨基葡萄糖有直接抗炎作用,可缓解骨关节的疼痛症状,改善关节功能。

[84-86]

【答案】84. B、85. A、86. E

【解析】本组题考查的是阴道炎的临床表现和临床常用药物。临床表现:(1)真菌性阴道炎:①外阴有瘙痒感。②白带量多并有臭味,黏稠呈奶酪或豆腐渣样或白色片。③阴唇可能有肿胀并有烧灼感。④阴道壁有白色伪膜状物,且不易脱落。⑤阴道分泌物镜检时可见假丝酵母菌。(2)滴虫性阴道炎:①外阴和阴道口瘙痒、白带增多,性交时有疼痛。②阴道有腥臭味。③阴道能发现泡沫样白带。④阴道黏膜上有出血点或宫颈有点状红斑。⑤阴道分泌物镜检时可现毛滴虫。(3)细菌性阴道病:①pH值达5.0~5.5,比正常高。②白带为灰色或灰绿色,如面糊样黏稠度,可有气泡。③有烂鱼样恶臭。④妇女月经后或性交后恶臭加重。

临床药物:(1)真菌性阴道炎,首选硝酸咪康唑栓,一次0.1~0.2 g,连续7天,或一次0.4 g,

连续 3 天,也可用制霉菌素、克霉唑、益康唑栓剂。(2)滴虫性阴道炎,甲硝唑有强大的杀灭滴虫作用,可应用栓剂或泡腾片,每晚放入阴道内 200 mg,连续 7 ~ 10 天。(3)细菌性阴道病,可用克拉霉素。

[87 - 88]

【答案】87. B、88. E

【解析】本组题考查的是降血压药物的不良反应,见下表。

口服药物	主要不良反应
ACEI 类(卡托普利、依那普利)	咳嗽,血钾升高,血管性水肿
ARB 类(氯沙坦、缬沙坦、厄贝沙坦、替米沙坦)	血钾升高,血管性水肿(罕见)
二氢吡啶类 CCB 类(氨氯地平、硝苯地平、左旋氨氯地平)	踝部水肿,头痛,潮红
非二氢吡啶类 CCB 类(维拉帕米、地尔硫䓬)	房室传导阻滞,心功能抑制
噻嗪类利尿药(氢氯噻嗪、吲哒帕胺)	血钾降低,血尿酸升高
袢利尿药(呋塞米)	血钾降低
保钾利尿药(阿米洛利)	血钾增高
醛固酮拮抗剂(螺内酯)	血钾增高,男性乳房发育
β 受体阻断剂(美托洛尔)	支气管痉挛,心功能抑制
α 受体阻断剂(哌唑嗪、特拉唑嗪)	直立性低血压
利血平	抑郁,心动过缓,消化性溃疡
可乐定	低血压,口干,嗜睡

[89 - 90]

【答案】89. D、90. A

【解析】本组题考查的是抗痛风药的用药注意事项。①若长期应用秋水仙碱可引起骨髓抑制,血尿、少尿、肾衰竭,胃肠道反应等不良反应,故每 1 疗程期间应停药 3 天。②嗜酒、饮茶或喝咖啡均可降低别嘌醇的疗效。服用后可出现眩晕,用药期间不宜驾驶车船、飞机和操作机械。

三、综合分析题(共 20 题,每题 1 分,题目分为若干组,每组题目基于同一临床情景、病例、实例或者案例的背景信息逐题展开,每题的备选项中,只有 1 个最符合题意。)

[91 - 93]

91.【答案】A

【解析】本题考查的是脑出血的治疗方案。脑出血首先以脱水药物为主。

92.【答案】B

【解析】本题考查的是脑出血的药物治疗。脑出血应先降低颅内压,首先以脱水药物为主。如甘露醇或甘油果糖。

93.【答案】B

【解析】本题考查的是脑出血的用药注意事项与患者教育。(1)降低颅内压首先以脱水药物为主,如甘露醇或甘油果糖等,注意尿量、血钾及心肾功能,可选用呋塞米。(2)脑出血时不急于降血压,应先降颅内压。①血压≥200/110 mmHg 时,可考虑降血压治疗,使血压维持在略高于发病前水平或 180/105 mmHg 左右。②收缩压 < 165 mmHg 或舒张压 < 95 mmHg,不

需降血压治疗。③血压过低者应升压治疗，以保持脑灌注压。(3)止血药物一般情况下不用，有凝血功能障碍可应用不超过1周。(4)注意卧床休息。急性期绝对卧床休息，定期翻身，防止压疮；翻身时注意保护头部，动作轻稳，以免加重出血，抬高床头15°～30°，以减少脑部血流量，减轻脑水肿，要保持瘫痪肢体功能位。(5)避免如情绪激动、兴奋、排便用力等诱因，积极控制高血压，坚持服药、戒烟忌酒等。

[94－97]

94.【答案】C

【解析】本题考查的是药物的临床应用。ACEI类(普利类)适应证为伴有慢性心力衰竭、心肌梗死后伴心功能不全、糖尿病肾病、非糖尿病肾病、代谢综合征、蛋白尿或微量白蛋白尿的高血压。

95.【答案】D

【解析】本题考查的是药物的临床应用。HMG－CoA还原酶抑制剂(他汀类)主要竞争性抑制胆固醇合成过程中的限速酶(HMG－CoA还原酶)的活性，阻断胆固醇的生成，也可以加速血浆LDL的分解代谢，是目前临床上最重要、应用最广的调脂药物。

96.【答案】E

【解析】本题考查的是药物的不良反应。ACEI类(普利类)的不良反应是干咳。

97.【答案】B

【解析】本题考查的是患者的健康教育。有心脏损害、高血压、高血脂的患者，建议食盐的摄入量<6g/日。

[98－100]

98.【答案】D

【解析】本题考查的是消化不良的临床常用药物。胰腺分泌功能不足(脂肪摄食过多)引起的消化不良，可用胰酶片。

99.【答案】A

【解析】本题考查的是消化不良非处方药的选择。①对食欲减退者：口服维生素B_1、维生素B_6，增加食欲。②胰腺分泌功能不足或由于胃肠、肝胆疾病引起的消化酶不足者：可用胰酶片或多酶片，餐中服用。③对偶然性消化不良或进食蛋白食物过多者：可用乳酶生或胃蛋白酶合剂，餐前服用。④对餐后不适伴有恶心或呕吐者：可用胃动力药甲氧氯普胺或多潘立酮。

100.【答案】C

【解析】本题考查的是消化不良用药的健康提示。①消化不良患者尽量少食多餐，进餐时不要摄入过多液体。②低脂饮食，减少蔬果摄入，鼓励多做运动。

[101－104]

101.【答案】C

【解析】本题考查的是常用剂型的正确使用。缓、控释制剂应整片或整丸吞服，严禁嚼碎。

102.【答案】C

【解析】本题考查的是氯吡格雷的临床应用。氯吡格雷属于抗血小板药物，主要用于支架植入以后及阿司匹林有禁忌证的患者，本品顿服300 mg后2 h即能达到有效血药浓度，常用维持剂量为75 mg/d。

103.【答案】E

【解析】本题考查的是血生化指标检查的临床意义。应用羟甲戊二酰辅酶 A 还原酶抑制剂(他汀类)会引起肌酸激酶升高。

104.【答案】C

【解析】本题考查的是 ACEI 类药物的不良反应。ACEI 类药物引起咳嗽、血钾升高、血管性水肿。

[105－106]

105.【答案】B

【解析】本题考查的是急性左心衰竭的药物。洋地黄类正性肌力药可显著减轻轻、中度收缩性心衰患者的临床症状,改善生活质量,提高运动耐量,减少住院率,但对生存率无明显改变,常用药物有地高辛、毛花苷 C(西地兰)、毒毛花苷 K。

106.【答案】C

【解析】本题考查的是洋地黄类药物的不良反应。常见心律失常,快速房性心律失常伴传导阻滞是洋地黄中毒的特征性表现,另外,胃肠道反应可有恶心、呕吐,神经系统症状可有视力模糊、黄视、绿视等。

[107－108]

107.【答案】A

【解析】本题考查的是失神性发作(小发作)的临床表现。主要有短暂意识丧失、停止活动、颤动、手持物品跌落,肌肉失去张力或痉挛、体感异常等。

108.【答案】D

【解析】本题考查的是根据癫痫发作的类型选择常用抗癫痫药物,见下表。

常用药物	主要适应证(首选)	主要不良反应
卡马西平	复杂部分性发作、部分性发作继发强直－阵挛性发作	共济失调、复视、肝损伤、骨髓抑制、皮疹,可发生抗惊厥药物过敏综合征等严重不良反应
苯妥英钠	强直－阵挛性发作	镇静,认知障碍
丙戊酸钠	大发作合并小发作	肝中毒、胃肠道功能紊乱、脱发、体重增加
乙琥胺	仅对失神发作有效	嗜睡、眩晕、呃逆、恶心及呕吐
地西泮	癫痫持续状态	嗜睡、精神依赖、步履蹒跚等“宿醉”现象

[109－110]

109.【答案】E

【解析】本题考查的是降血糖药物的选择。餐后血糖升高为主,伴餐前血糖轻度升高,首选胰岛素增敏剂噻唑烷二酮类。肥胖型(体重指数正常值:18.5～23.9)糖尿病患者,首选二甲双胍。

110.【答案】E

【解析】本题考查的是降血糖药物的选择。单纯餐后血糖高,而空腹和餐前血糖不高,首选 α－葡萄糖苷酶抑制剂。

四、多项选择题(共 10 题,每题 1 分,每题的备选项中,有 2 个或 2 个以上符合题意,错选或少选均不得分。)

111.【答案】ABDE

【解析】本题考查的是药师的专业技能。主要包括调剂技能、咨询与用药教育技能、药品管理技能、药物警戒技能、沟通技能、药历书写技能，和以及投诉与应对能力。

112.【答案】ABCE

【解析】本题考查的是必须做皮试的药品。主要包括β-内酰胺类的青霉素、氨基糖苷类的链霉素、有机碘对比剂、局麻药（普鲁卡因）、生物制品（酶、抗毒素、类毒素、血清、菌苗、疫苗）。

113.【答案】ABCDE

【解析】本题考查的是易受光线影响的药品。主要药品有：①生物制品：如肝素、核糖核酸、泛癸利酮片等。②维生素、氨基酸：如维生素C、维生素K、维生素B、维生素E、辅酶Q_{10}、谷氨酸钠注射液等。③平喘药：如氨茶碱及茶碱制剂。④抗结核药：如对氨基水杨酸钠、异烟肼片、利福平片。⑤抗贫血药：如硫酸亚铁片。⑥利尿药：如呋塞米、氢氯噻嗪片、吲哒帕胺片、乙酰唑胺片。⑦镇痛药：如哌替啶、布洛芬胶囊。⑧心血管系统用药：如硝普钠、硝酸甘油、单硝酸异山梨酯、胺碘酮。⑨外用消毒防腐药：如过氧化氢溶液（双氧水）、聚维酮碘溶液（碘伏）、碘酊。⑩滴眼剂：如毛果芸香碱、利巴韦林、硫酸阿托品。

114.【答案】ABE

【解析】本题考查的是受药物影响引起胎儿畸形的主要药物。受药物影响引起胎儿畸形的主要药物有：①沙立度胺可引起胎儿肢体、耳、内脏畸形。②雌激素、雄激素可引起胎儿性发育异常。③叶酸拮抗剂（甲氨蝶呤）可导致颅面部畸形、腭裂。④氮芥类药物（环磷酰胺）可引起泌尿生殖系统异常，指趾畸形。

115.【答案】ABCD

【解析】本题考查的是引起药源性肝脏疾病的药物。①麻醉剂：如氟烷、异氟烷。②抗菌药物：如异烟肼、利福平、酮康唑、磺胺类药物。③抗癫痫药：如苯妥英钠、丙戊酸钠、卡马西平。④非甾体类抗炎药：如对乙酰氨基酚、吡罗昔康、双氯芬酸和舒林酸。⑤羟甲戊二酰辅酶A还原酶抑制剂：如洛伐他汀、辛伐他汀和阿托伐他汀等。⑥其他：沙坦类、丙硫氧嘧啶、水杨酸类、乙醇、奎尼丁。

116.【答案】ACDE

【解析】本题考查的是新药临床评价的局限性。①病例数目少。②观察时间短。③基于伦理学要求，研究对象有局限性。④考察不全面。⑤管理有漏洞。

117.【答案】AB

【解析】本题考查的是肺结核治疗药物的选择。①早期杀菌药：常用药物有异烟肼、利福平、链霉素、阿米卡星和乙胺丁醇等。②灭菌药：常用药物有利福平、吡嗪酰胺（通常儿童不宜应用）和异烟肼。③防止耐药的药物：常用药物有异烟肼、利福平、乙胺丁醇、氧氟沙星、左氧氟沙星、莫西沙星和克拉霉素。

118.【答案】AB

【解析】本题考查的是常用降压药的适应证和禁忌证，见下表。

药物分类	适应证	禁忌证	
		绝对禁忌证	相对禁忌证
ACEI类	慢性心力衰竭、心肌梗死后伴心功能不全、糖尿病肾病、非糖尿病肾病、代谢综合征、蛋白尿或微量白蛋白尿	高血钾、双侧肾动脉狭窄、妊娠期	

续表

药物分类	适应证	禁忌证	
		绝对禁忌证	相对禁忌证
ARB 类	ACEI 引起的咳嗽、糖尿病肾病、蛋白尿或微量白蛋白尿、心力衰竭、左室肥厚、代谢综合征	同 ACEI 类	
CCB 类 非二氢吡啶类	心绞痛、颈动脉粥样硬化、室上性心动过速	Ⅱ-Ⅲ度房室传导阻滞,心力衰竭	心力衰竭
CCB 类 二氢吡啶类	老年高血压、单纯收缩期高血压、伴稳定性心绞痛、冠状动脉或颈动脉粥样硬化及周围血管病	无	心动过速、心力衰竭者
噻嗪类利尿药	老年高血压、单纯收缩期高血压或伴心力衰竭患者	痛风	妊娠
袢利尿药	肾功能不全、心力衰竭		
醛固酮拮抗剂	心力衰竭、心肌梗死后	肾衰竭、高血钾	
β 受体阻断剂	快速性心律失常、心绞痛、慢性心力衰竭、心肌梗死后	Ⅱ-Ⅲ度房室传导阻滞,哮喘	COPD,糖耐量减低,运动员
α 受体阻断剂	前列腺增生、高血脂	直立性低血压	心力衰竭

119.【答案】ACDE

【解析】本题考查的是艾滋病的感染途径。主要是性传播、经血或血制品传播以及母婴垂直传播。

120.【答案】ABCE

【解析】本题考查的是阿片类药物中毒的解救方法。①口服中毒,高锰酸钾溶液洗胃,硫酸镁溶液或硫酸钠溶液导泻。②静脉滴注葡萄糖氯化钠注射液。③呼吸抑制时,给予阿托品刺激呼吸中枢。④救治期间,禁用中枢兴奋剂(士的宁等),也不可用阿扑吗啡催吐,以免加重中毒。⑤重度中毒患者,给予血液透析和血液灌流治疗。⑥纳洛酮和烯丙吗啡为首选拮抗剂,对阿片类耐受者,使用盐酸烯丙吗啡立即出现戒断症状,高血压及心功能障碍患者应慎用。